緑内障

日本人の中途失明原因第1位

視神経乳頭陥凹《かんおう》拡大

眼科の名医10人が教える

最高の克服法大全

文響社

はじめに

私たち人間は、受け取る情報の約8割を視覚から、つまりは「目で物を見る」という行為から得ているといわれます。特に昨今は、パソコンやスマートフォンなどのIT化が進み、目から入る情報量は格段に増え、その重要性も増すばかりです。

ところが、私たちの目は年齢とともに衰えが進みます。もちろん、その衰えを自覚できれば、対策を講じやすくなります。老眼で見えづらい場合に老眼鏡を使うという対策は、その最たるものでしょう。

一方で、自覚が乏しい場合はどうでしょうか。気づかないうちに衰えが進むことになり、その典型が「緑内障」です。

緑内障は、目から脳へと情報を送る「視神経」が障害され、見える範囲（視野）が狭まる病気です。最悪の場合、失明にいたり、日本では中途失明原因の第1位、世界では白内障に次いで第2位です。有病率も高く40歳以上で20人に1人もいる疾患《しっかん》です。

緑内障についてはまだまだわかっていないことも多く、治療しても完治はできず、進行を遅くする眼圧下降治療があるのみです。とはいえ、このことがとても重要で、治療しなければ視神経はますます傷みます。実際、治療しなかったために「気づいたら失明寸前だった」という人もいます。

また、健康診断などで緑内障が見つかっても、自覚症状が乏しいせいか積極的に治療を受けない人や、治療を受けても途中でやめてしまう人がおおぜいいます。もちろん、この場合も病気は進行し、失明の確率を高めます。

こうした事態を防ぐためには、40歳を過ぎたら1年に1度は検査を受けるとともに、緑内障を正しく理解することが大切です。

本書では、患者さんなら誰もが抱く疑問や不安に専門医が答える形で、緑内障の最新の情報や考え方をみなさんにわかりやすく示してくれます。緑内障の正しい知識を身につけて、理解するためにぜひ役立ててください。

一人でも多くの人に、「自分の目で物を見られる幸せ」が生涯にわたって続くことを心より願ってやみません。

東京大学医学部眼科学教室教授　相原　一

ご回答・ご解説いただいた先生方　※掲載順

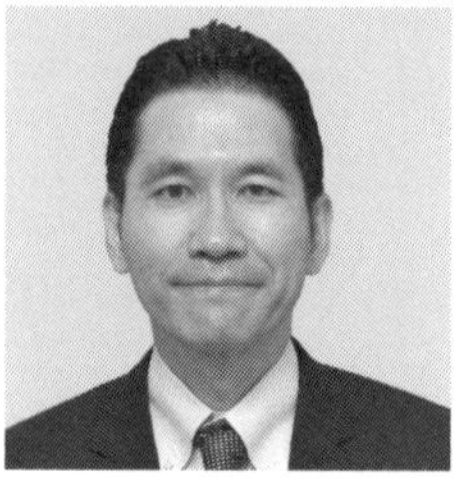

東中野とみどころ眼科
院長
富所《とみどころ》敦男《あつお》先生

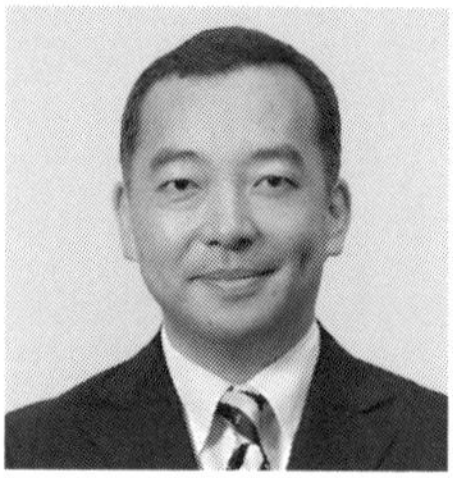

東京大学医学部
眼科学教室 教授
相原《あいはら》　一《まこと》 先生

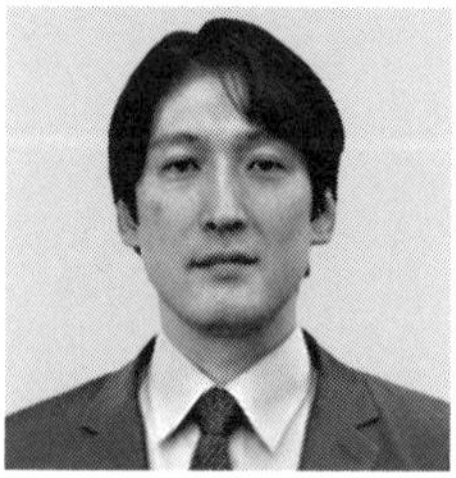

日本医科大学
眼科学教室 講師
中元《なかもと》兼二《けんじ》先生

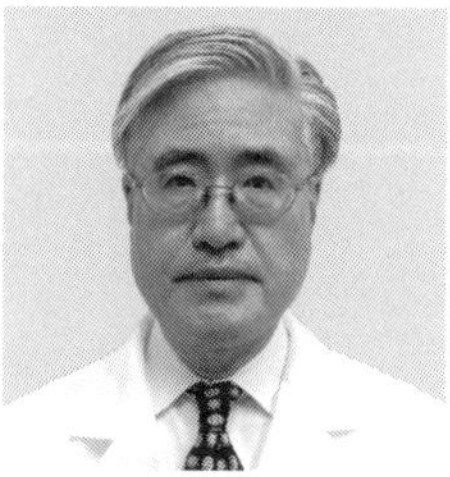

東邦大学医療センター
大橋病院眼科 前教授
富田《とみた》剛司《ごうじ》先生

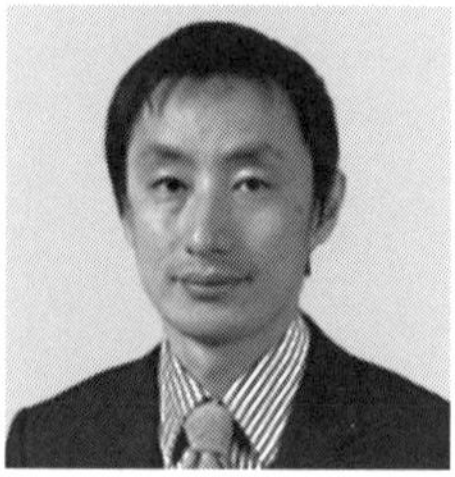

慶應義塾大学医学部
眼科学教室 助教
芝《しば》　大介《だいすけ》先生

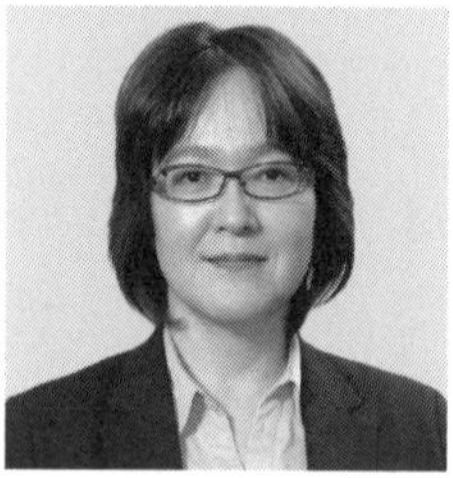

東邦大学医療センター
大橋病院眼科 准教授
石田《いしだ》恭子《きょうこ》先生

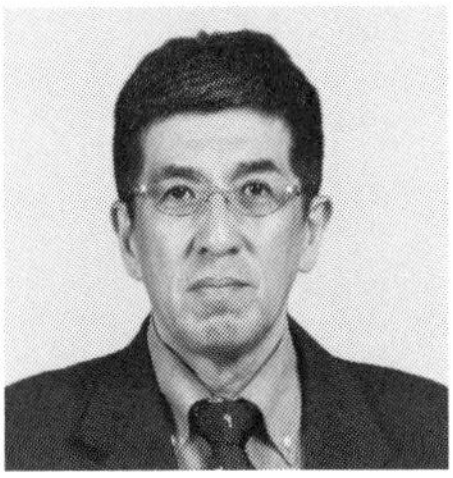

札幌医科大学
眼科学講座 教授
大《おお》黒《ぐろ》　浩《ひろし》先生

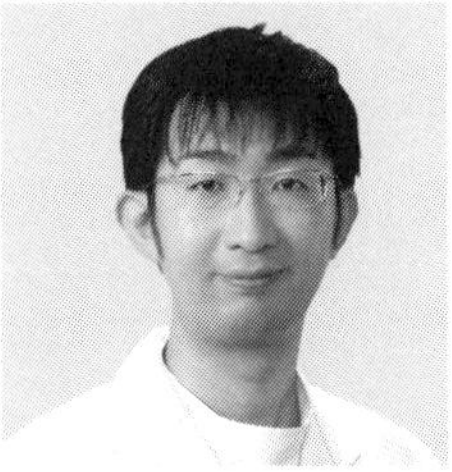

昭和大学 兼任講師
二本松眼科病院 副院長
平《ひら》松《まつ》　類《るい》先生

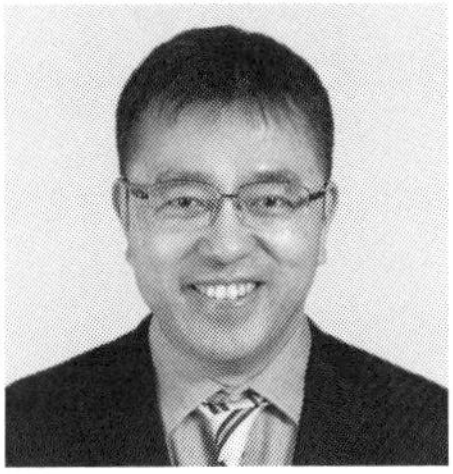

東京都医学総合研究所 視覚病態プロジェクト プロジェクトリーダー
原《はら》田《だ》高《たか》幸《ゆき》先生

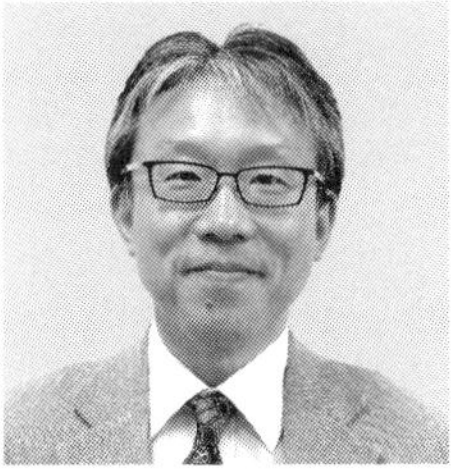

北海道大学大学院医学研究院
眼科学教室 診療講師
新《しん》明《めい》康《やす》弘《ひろ》先生

※巻末（198ページ～）にくわしい紹介があります。

目次

第2章 症状についての疑問13

第3章 診察・検査・診断についての疑問17

第4章 治療についての疑問12

第5章 点眼薬（目薬）についての疑問18

第6章 レーザー治療についての疑問6

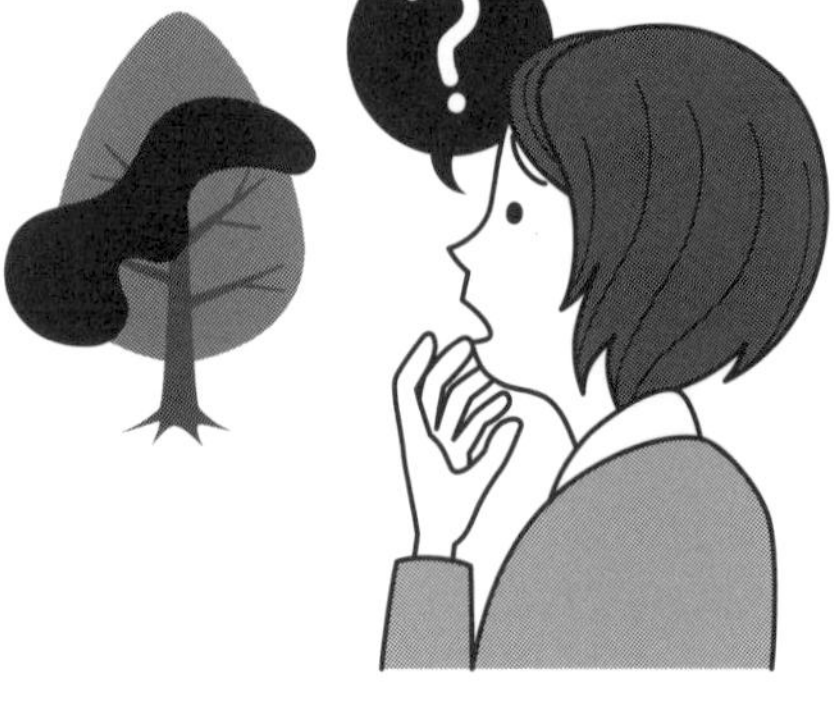

第1章

病気についての疑問25

Q1 緑内障とは、どういう病気ですか？

人間の目はよくカメラにたとえられます。角膜や水晶体はレンズ、網膜がフィルム、まぶたはシャッターに当たります。

私たちが見た物や景色は光となって目の中に入り、角膜や水晶体を通ったあと網膜に到達し、電気信号に変えられます。網膜には、電気信号を脳へと伝える視神経線維が集まっている場所があります。ここを視神経乳頭といい、電気信号はここから脳に伝わります。

緑内障は、主として眼圧（Q3を参照）**が上昇することで、脳へと通じる視神経乳頭の視神経が障害されて、見える範囲が徐々に狭くなる病気です。**

緑内障と名前が似ている病気に、水晶体が濁る「白内障」があります。濁った水晶体は、手術で人工レンズ（人工のクリアな水晶体）に置き換えることで、もとの見え方に戻ることができます。

しかし、緑内障の場合は白内障とは違って、現在の医療では、障害された視神経をもとに戻したり、代わりとなるものに置き換えたりすることはできず、眼圧を下げる

緑内障は主として眼圧の上昇で起こる

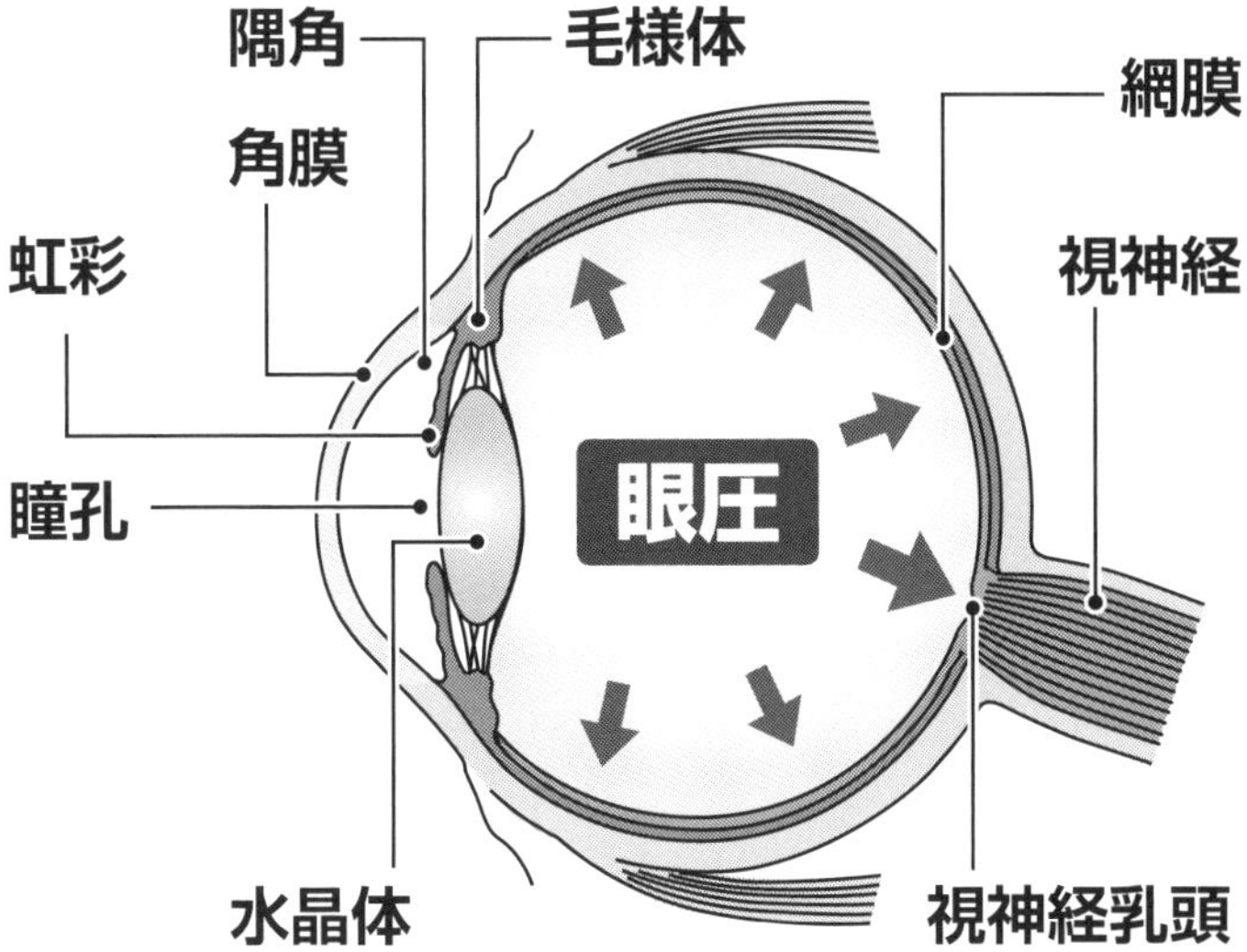

緑内障は、主として眼圧が上昇し、視神経が障害されることで起こる病気。

治療しかありません。

緑内障の多くは痛みも感じず、自覚症状もほとんどありません。そのため、緑内障になっていても、気づきにくいというのが緑内障の大きな問題です。

緑内障は、40歳を過ぎると発症しやすくなります。早期に発見し適切な治療をし、病気の進行を抑えるためには、40歳を過ぎたら定期的に検査を受けることが肝要です。

（相原　一）

Q2 視野が狭まる病気とのことですが、視野と視力の違いを教えてください。

視野とは、片方の目で眼球を動かさずに視線を固定したときの「**見える範囲**」をいいます。正常な視野とは、耳側が約100度、鼻側は約60度、上方が約60度、下方が約75度です。

一方、視力はわかりやすくいうと、くっきりと物を見るための解像度のことで、目で「**物体を識別する能力**」をいいます。視力は、視野の中心部にいくほど高くなり、逆に視野の周辺部の視力は低くなります。一般に私たちが視力というときには、解像度が一番高い視野の中心部での視力（正式には中心視力という）を指します。

余談ですが、視力検査で、アルファベットの「C」の字に似たマークを見たことがあるでしょう。このマークはランドルト環といって、1888年にフランス人のランドルトという眼科医が考え出した視力検査用の記号です。

直径7・5ミリ、太さ1・5ミリ、文字の切れめ部分の幅1・5ミリのランドルト環を5メートル離れた場所から見て、どこが切れめかを認識できれば1・0の視力があることになっ

正常な視野で見える範囲

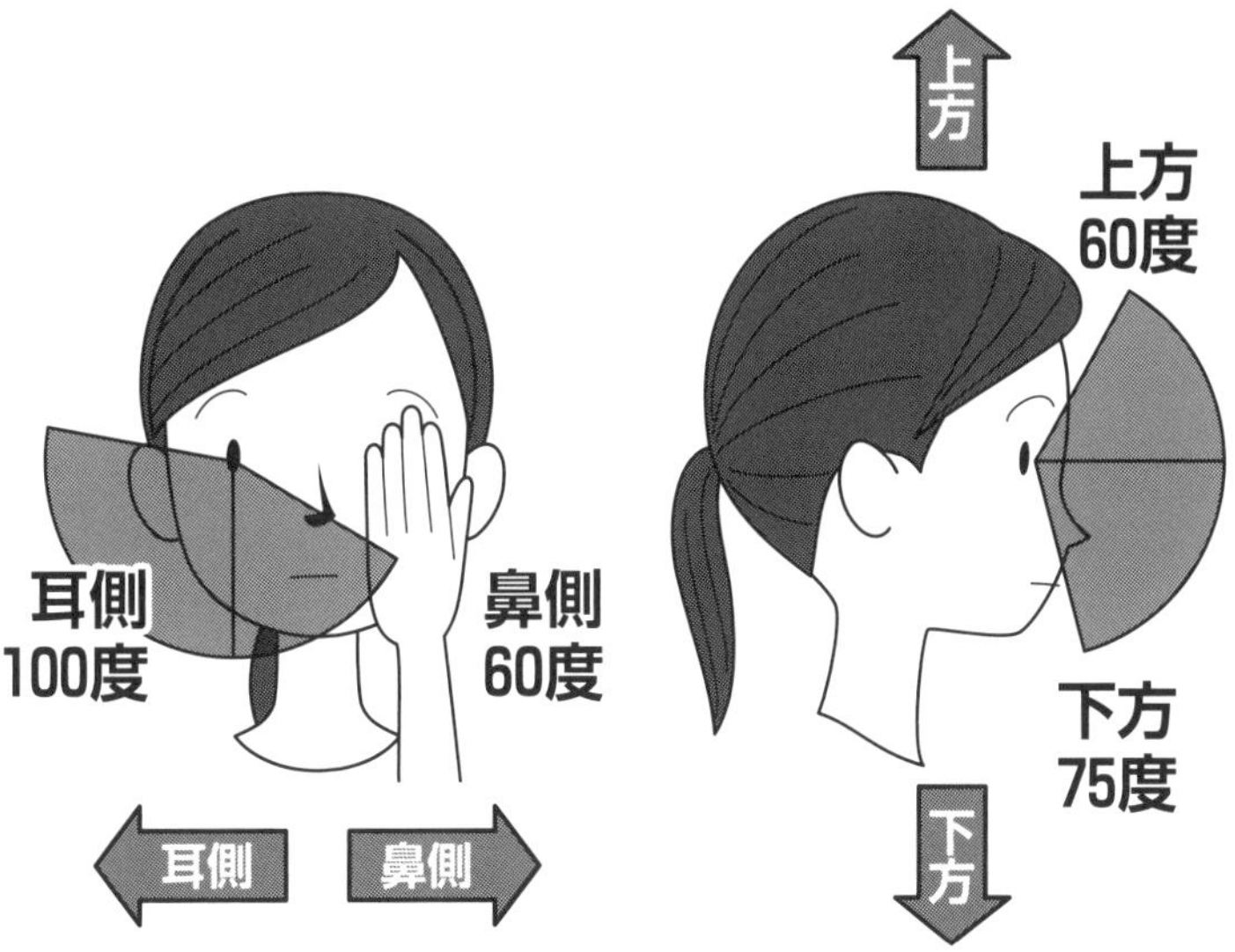

ています。ちなみに5メートルの半分の2・5メートルの場所から認識できた場合は、視力は0・5になります（実際の視力検査では、ランドルト環の大きさを変えることで同じ位置から測定できるようになっている）。

緑内障では進行するにつれ、視野が徐々に狭まり、欠けが大きくなるのですが、中心視野が障害されると視力も低下していきます。

視力が著しく低下したときには、失明の一歩手前まで進行している疑いがあります。

（相原　一）

Q3 緑内障の発病にかかわるとされる「眼圧」とはいったいなんですか？

まぶたの上から目（眼球）を軽く押すとわかるように、眼球は弾力のある硬さを保っています。もしも眼球が柔らかくてフニャフニャしていたら、顔を動かすたびに眼球の形は変わり、目のレンズに当たる水晶体や目のフィルムに当たる網膜も揺れ動きます。そうすると網膜上に写し出される像がゆがんでしまい、その情報を受け取って処理しなくてはいけない脳も混乱してしまうでしょう。

私たちが正しく物を見るためには、眼球に一定の硬さが必要なのです。その硬さを維持しているのが眼球内の圧力、すなわち眼圧です。眼球をボールにたとえると、眼圧はボールの形をほどよい状態に保つための「空気圧」のようなものと考えるといいでしょう。

眼圧は、「房水《ぼうすい》」という無色透明な液体が眼球内を循環することで生じます。房水は、水晶体の厚みを変えてピント調節を行う「毛様体《もうようたい》」で作られます。

毛様体から出た房水は、虹彩《こうさい》（黒目のまわりにある、いわゆる茶目の部分）の裏側

眼圧を保つ房水の流れ

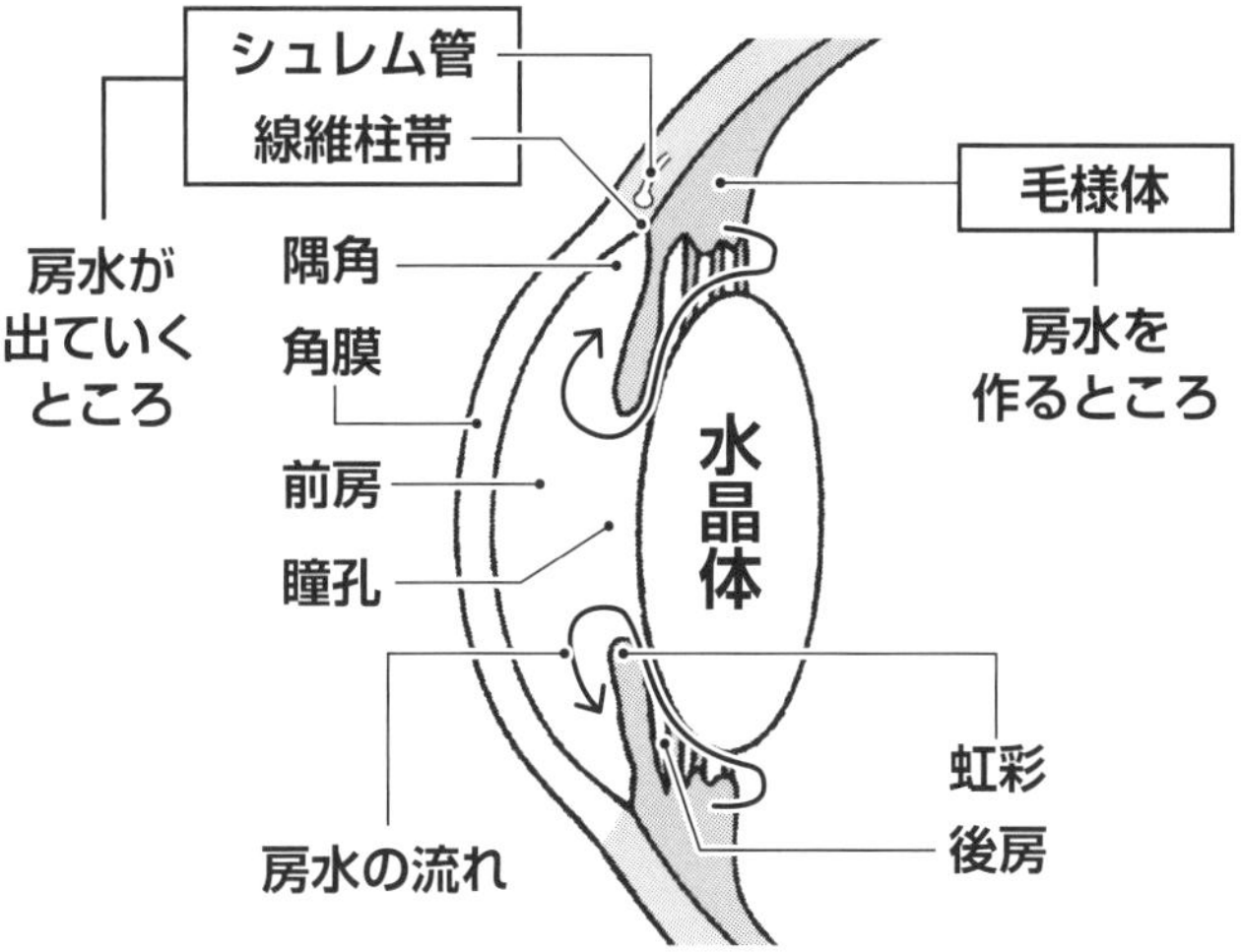

（後房）を通って水晶体に栄養と酸素を与え、代わりに老廃物を受け取り、瞳孔《どうこう》（黒目の中心部分）に流れます。そこから、虹彩と角膜（黒目の部分）の間（前房）を循環して栄養と酸素を与え、老廃物を運び出し、隅角《ぐうかく》（角膜の内側周辺部と、虹彩のつけ根の部分にできるすきま）へと進みます。隅角にはフィルターの役割をする線維《せんい》柱帯《ちゅうたい》があり、房水はそこでろ過されて、シュレム管という管から、最終的に眼球の外の静脈に流れ出ます。

このように房水は、眼圧を保つだけでなく、血管がない水晶体や角膜に栄養や酸素を送り届けるという働きもしているため、**「透明な血液」**と呼ばれます。

（相原　一）

Q4 眼圧はなぜ上がるのですか？

眼圧とは、眼球内の圧力のことをいいます。この圧力を生み出しているのが房水《ぼうすい》です。

房水は、毛様体《もうようたい》で毎分2～3マイクロリットル（1マイクロリットルは1000分の1ミリリットル）作られ、排水口である隅角《ぐうかく》から排出されるしくみになっています。

房水が作られる量と、排出量が同じであれば、眼圧は常に一定になります。

しかし、なんらかの理由で房水の排出量が作られる量よりも少なくなると、房水が眼球内にどんどんたまっていきます。房水がたまると、眼圧は上がる一方になります。

隅角からの房水の排出量が少なくなる主な原因は、排水ルートにトラブルが生じることです。

排水ルートのトラブルには、隅角が完全にふさがって排出が全くできなくなる**閉塞《へいそく》隅角タイプ**と、隅角は開いているけれどもその先の線維《せんい》柱帯《ちゅうたい》やシュレム管がつまり、少ししか排出できない**開放隅角タイプ**に大別されます。

閉塞隅角タイプは、目の中の房水が逃げ場を失うため、眼圧が急激に上がります。

開放隅角タイプと閉塞隅角タイプの違い

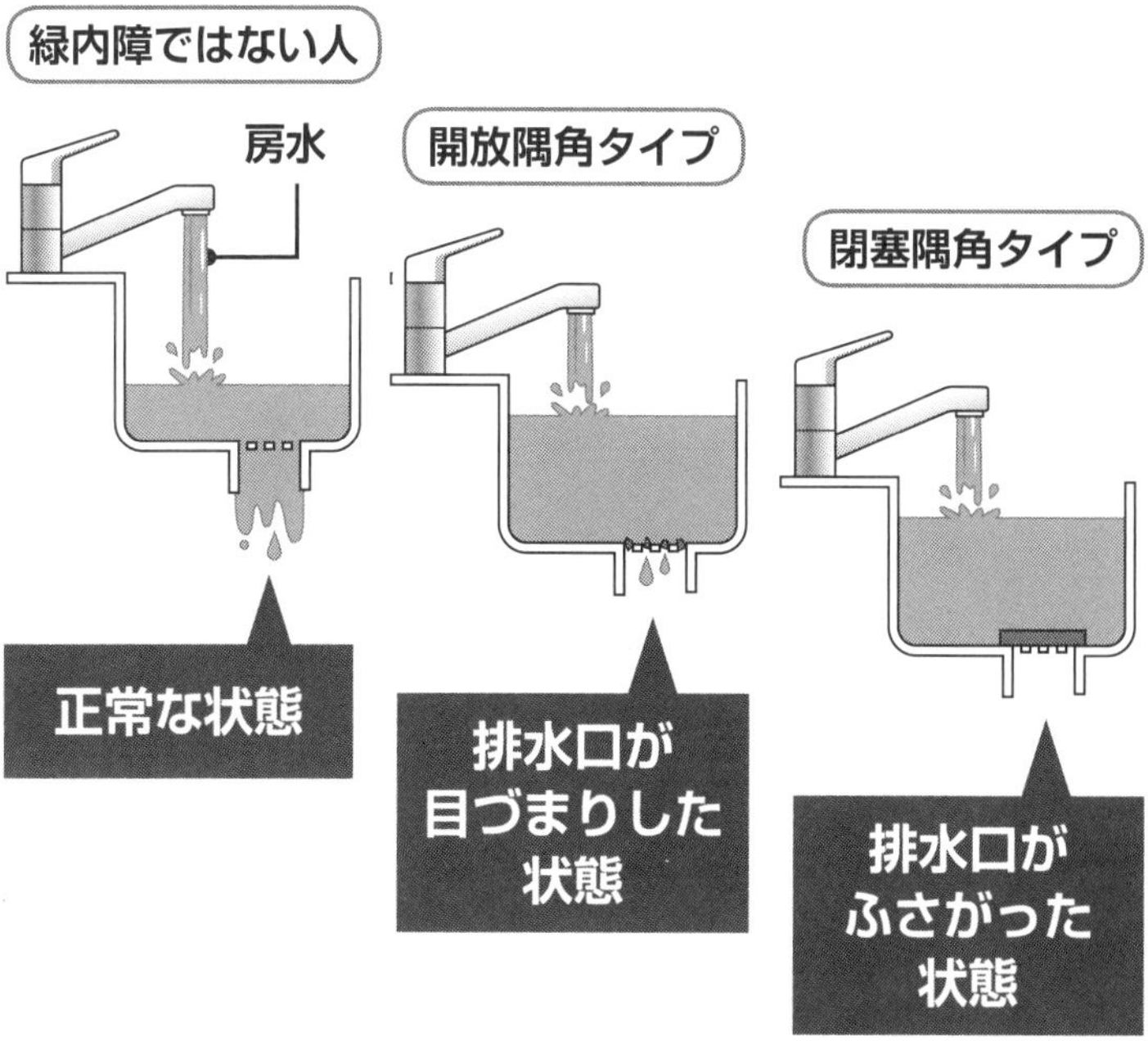

開放隅角タイプでは、線維帯柱やシュレム管のつまりが徐々に起こっていくため、眼圧の上がり方はゆるやかです。

排水ルートにトラブルが起こる理由はさまざまです。例えば、そもそも隅角が、房水をつまらせやすい構造をしている場合があります。あるいは、炎症が起こったり、出血したりして、排水口がつまることもあります。また、ステロイド薬（副腎《ふくじん》皮質ホルモン）の副作用により、排水口のつまりが引き起こされる場合も見られます。

（相原　一）

Q5 眼圧の正常域はいくつですか？

眼圧は、㎜Hg（ミリメートル水銀柱）という単位で表示します。正常域は「10〜20㎜Hg」です。

そもそも、この正常域はどうやって決められたのかというと、健康な人を集めて眼圧を測定し、95％以上の人が含まれる値が10〜20㎜Hgだったことから、これを正常域としたのです。

ですから、20㎜Hgを超えていても緑内障ではない人もいますし逆に眼圧が10㎜Hgでも緑内障の人もいます。

つまり、眼圧の正常域は、あくまでも統計学を用いて決められたものであり、その人にとっての正常域を示しているものではありません。

例えば、その人の眼圧が10〜20㎜Hgの範囲なら、緑内障である確率が低いけれども、絶対に緑内障ではない、ともいい切れないということです。

（相原 一）

眼圧の正常域の決め方

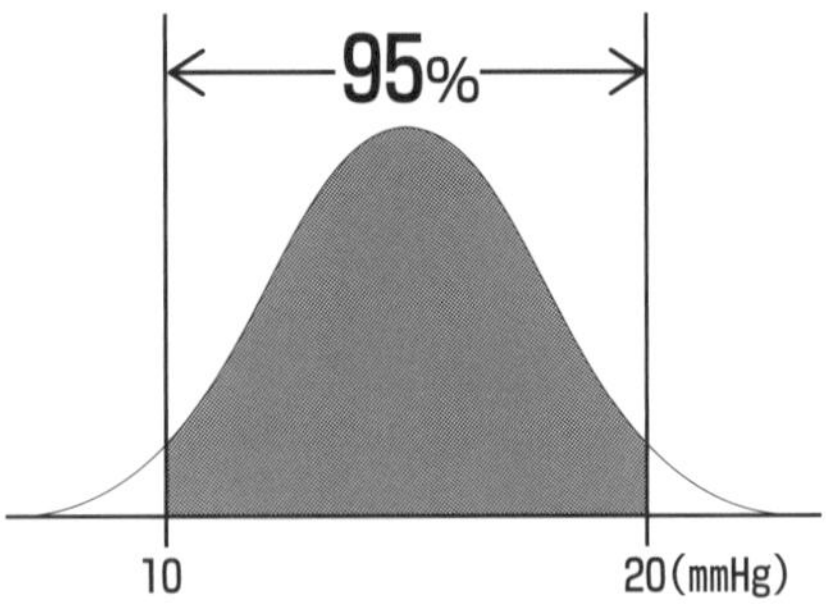

Q6 緑内障の解説ワードでよく出てくる「視神経」とはなんですか？

私たちが目で見た物は、光となって目のフィルムに当たる網膜に達します。これだけでは、私たちは見えた物を認識することはできません。その情報が脳に伝わって初めて、見えた物を認識します。この情報を脳に伝える、**いわばケーブルのような組織が「視神経」です。**

少しくわしく説明します。網膜の視細胞が光の情報をキャッチすると、その情報は電気信号に変わり、神経細胞を刺激します。その電気信号は神経細胞から出ている視神経線維に伝わります。

視神経線維は、網膜上の視神経乳頭という部分に集合して、ここで束になりますが、この束が視神経です。

視神経は、情報を脳に伝えるために、視神経乳頭から出て脳へと向かいます。その途中に、視交叉《しこうさ》と外側膝状体《がいそくしつじょうたい》というポイントがあります。

視交叉は眼球を出た視神経が交叉していることをいい、両目とも、網膜から出た視

視神経は見た情報を脳に伝えるケーブル

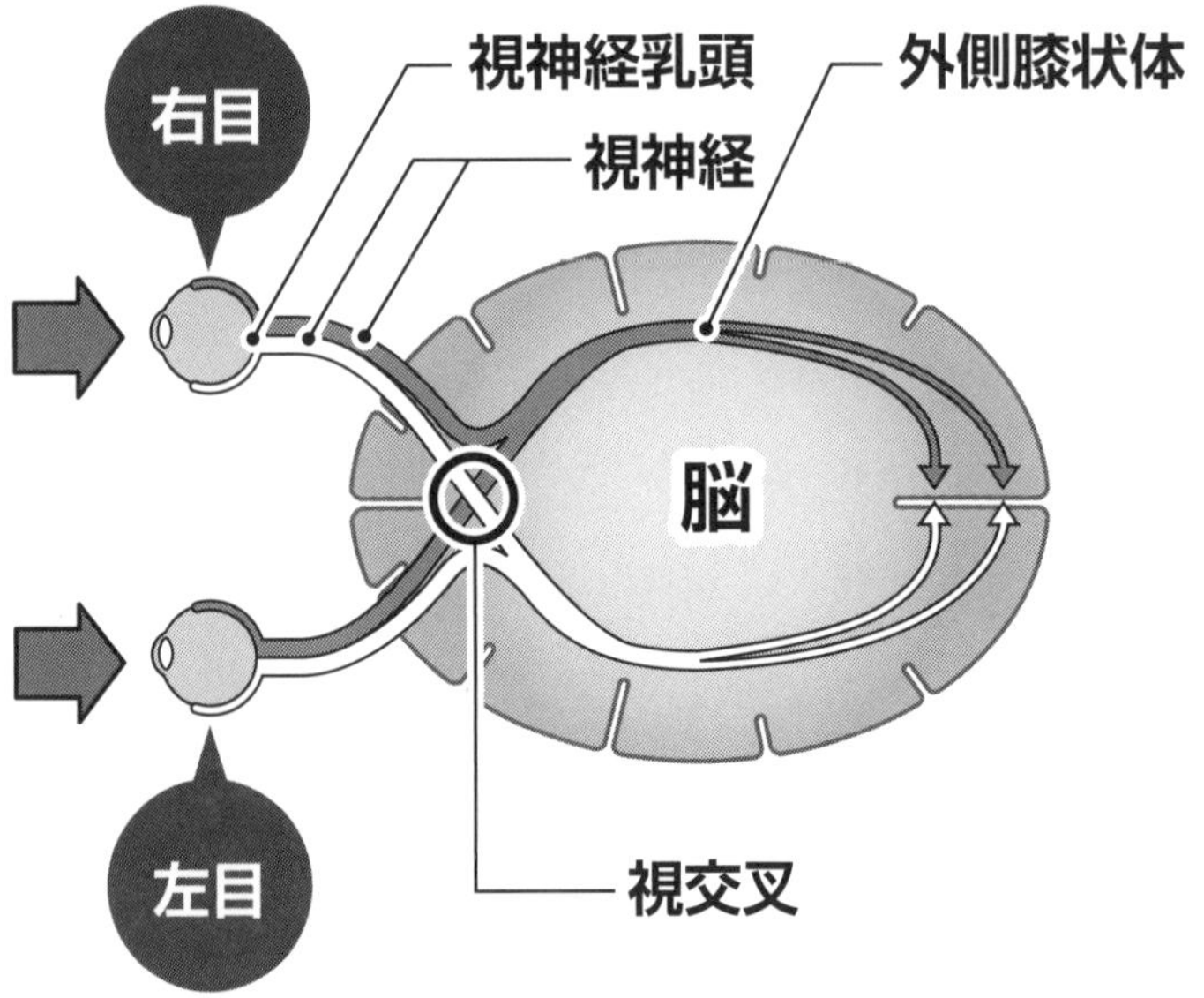

神経の半分だけが交叉し、左の視野の情報は右脳へ、右の視野の情報は左脳へと集められます。外側膝状体で、視野の情報は別の神経線維にバトンタッチされ、高度な情報処理を行う脳の視覚野へ伝えられます。

なお、緑内障では、視神経乳頭を中心にさまざまな変化が観察されます。

ちなみに、視神経乳頭には光を感じる視細胞がないため、この部分に集まった光情報は、信号として脳まで届かず、結果的にこの部分は見えないと判断します。これが「**盲点**」です。（相原　一）

Q7 緑内障はどのように進行していきますか？

緑内障は視神経が障害され、視野が徐々に狭くなっていく病気です。視神経を構成する視神経線維は約１２０万本あるといわれています。そのため、少しぐらい視神経線維が障害されても、すぐには視野狭窄《きょうさく》（視野が狭くなること）や視野欠損（視野が欠けること）は生じません。**これらの症状が現れるまでには、視神経線維の障害が生じてから5～10年の年月がかかるといわれています。**

狭窄や欠損は視野の一部から始まり、10～20年というゆっくりとしたペースで進行していきます。そのため、見え方に変化があっても、やがてその状態に慣れてしまい、気づかないことが多くあります。

中には、緑内障だとわかっていても、特に不自由はないからと治療を受けない人がいるほどです。

緑内障は、基本的には進行性の病気です。適切な治療を受けずに放置すると、視野はどんどん狭くなり、ついには視野全体が欠けてしまう、つまり失明につながることがあります。

（富田剛司）

Q8 緑内障になると必ず失明しますか？

かつて、日本における中途失明原因の第1位は糖尿病網膜症でした。ところが、２００６年に厚生労働省から出された研究報告では、緑内障が第1位となり、糖尿病網膜症は第2位となりました。２０１７年になっても、緑内障が依然として第1位で、第2位は網膜色素変性、第3位は糖尿病網膜症であると報告されています。

視覚障害の原因

中途失明を含む視覚障害の原因の第１位は緑内障が占めている。

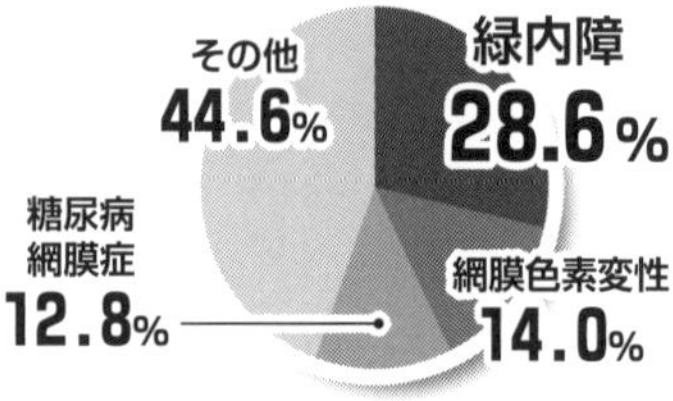

出典：白神史雄ほか「網膜脈絡膜・視神経萎縮症に関する調査研究 平成28年度」（2017年）を改編

ただし、誤解しないでいただきたいのは、緑内障になると必ず失明するわけではないということです。きちんと治療を受ければ、多くは失明を回避できます。

もちろん、放置すれば緑内障は進行し、失明とまではいかなくても、生活上の不便が増えていきます。視野が狭くなると視力も低下します。段差につまずいて転倒骨折し、それが原因で寝たきりになることもありえます。健康寿命を延ばすためにも、緑内障の早期発見と早期治療が大切です。

（富田剛司）

Q9 緑内障が年々増えつづけているのはなぜですか？

緑内障患者の年次推移

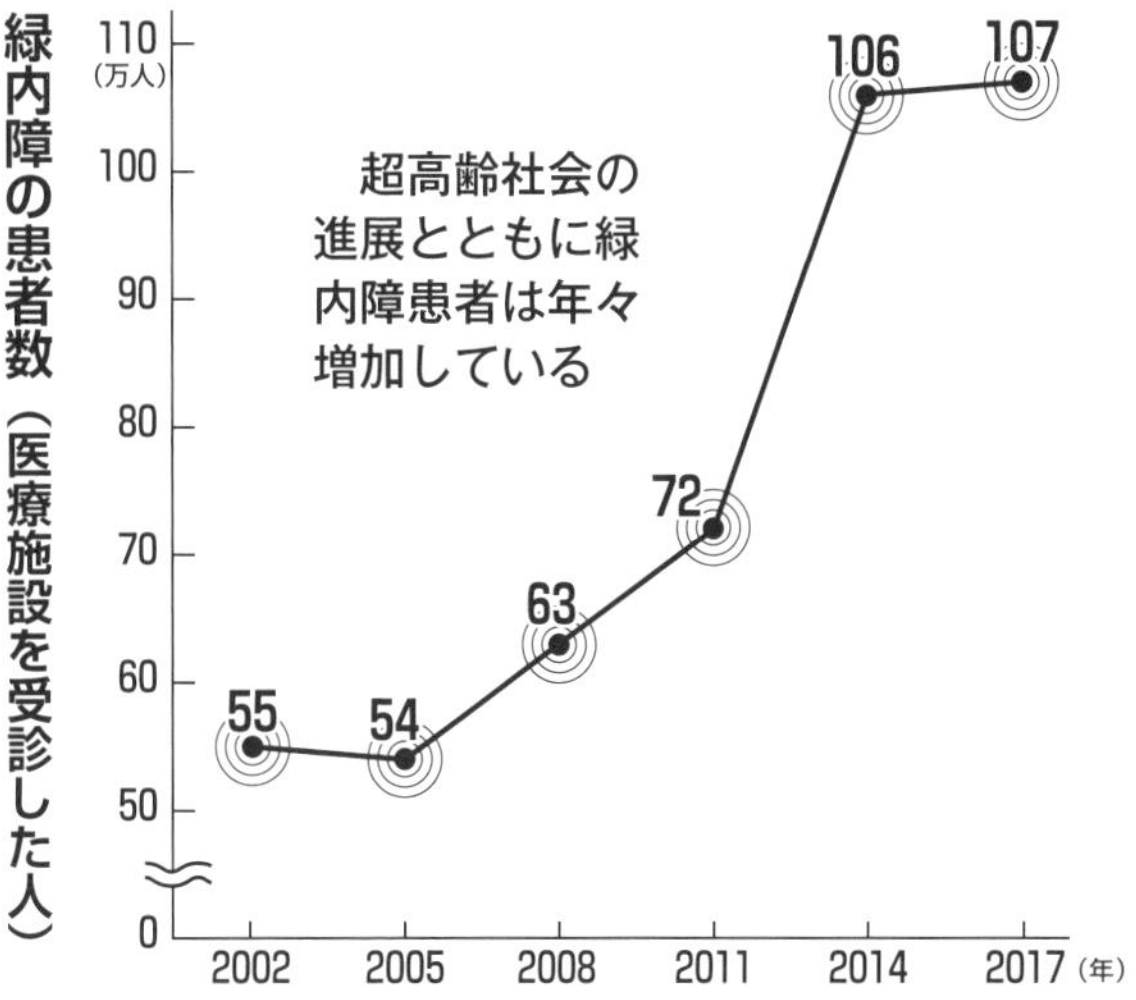

出典：「平成29年患者調査（傷病分類編）」（厚生労働省）を改編

日本の緑内障の患者数は２００５年に約54万人だったのが、２０１７年には約１０７万人とほぼ倍増しています。これは医療機関を受診した人の数なので、受診していない潜在患者数を含めると、５００万人を超えると推測されます。**これほどまでに緑内障が増えている背景には高齢化があります。**

緑内障の発症要因の一つは加齢で、40歳以上の人に多く発症します。

高齢化により高齢者の数が増えれば、緑内障の人の数もおのずと増えていくというわけです。

（富田剛司）

Q10 緑内障になりやすい目、なりやすい人はいますか？

生まれつき房水《ぼうすい》の排水口である隅角《ぐうかく》が狭い人がいます。男性よりも女性、中でも、視力がいい中高年の女性に多く見られます。こういう人は、何かが引き金になって隅角が突然にふさがれ、房水がたまって眼圧が急上昇する急性緑内障になりやすいといえます（Q19を参照）。正常眼圧緑内障（Q15を参照）を含む開放隅角緑内障では、強度近視の人は、そうでない人の2・6倍も発症しやすいとの報告があります。

さらに、高血圧や高血糖の状態が続くと、血管が障害されますが、その障害が目のフィルムに当たる網膜の毛細血管にまで及ぶと、視神経に栄養が届けられにくくなって、視神経が傷つきやすくなるといわれます。つまりは、緑内障になる可能性が高まるということです。低血圧の人も全身の血流が悪くなることが多く、網膜の血流低下を招きやすいと考えられています。

最後に、薬については睡眠薬や抗ウツ薬、ステロイド薬（副腎《ふくじん》皮質ホルモン）などを使っている人は眼圧が高くなりやすいことがわかっています。

（富田剛司）

Q 11 緑内障は年齢を重ねるとかかりやすいと聞きました。なぜですか？

緑内障の原因の一つに眼圧の上昇があります。高眼圧は、房水《ぼうすい》の排出量に対して、作られる量が多くなることで引き起こされます。

房水の役割の一つは、目のレンズに当たる水晶体や角膜（黒目の部分）から老廃物を受け取って排出することですが、誰もが年齢を重ねるにつれ、老廃物がどうしても多くなり、房水の排水口である隅角《ぐうかく》にゴミのようにたまっていきます。緑内障が中高年に多いのはこのためです。

ちなみに、岐阜県多治見市で行われた大規模調査（多治見スタディ）では、40代で緑内障になっている人の割合は2・2％、60代で6・3％、80代以上だと11・4％で、年齢を重ねるほどに患者数は増える傾向にあります。

（富田剛司）

全緑内障の年代別有病率

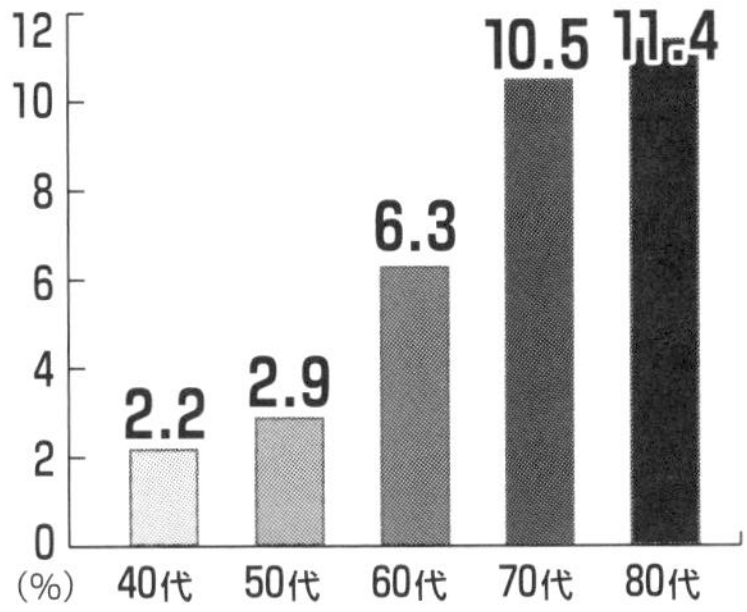

出典：日本緑内障学会Webデータ「日本緑内障学会多治見疫学調査（通称：多治見スタディ）報告」より改編

Q12 緑内障は中高年だけでなく、若い人にも起こりますか？

これまでの研究で、40代以上の20人に1人が緑内障の疑いがあるとわかっています。しかしながら、40代以前の若い人に全く起こらないわけではなく、**数は少ないものの30代で発症する人もいます**。なお、強度近視の人や緑内障の血縁者がいる人は、30代からでも発症リスクが高まるので、1年に1度、眼科で検査を受けるようにしてください。

また、まれではあるものの、「小児緑内障」を発症する子供もいます（Q21を参照）。小児緑内障は、房水《ぼうすい》の排水口である隅角《ぐうかく》が生まれつき開いていない、あるいは十分に開かないために、眼圧が上昇して起こる病気です。多くは生後1年以内に発症しますが、中には、隅角が完全には閉じておらず、房水の排水口の先にある線維柱帯《せんいちゅうたい》が徐々につまっていくために発症が遅れ、4歳以降で発症することもあります。このタイプでは、10〜20代での発症が多く見られます。

（富田剛司）

Q13 緑内障の進行を防ぐ方法はありますか？

緑内障になって視神経が障害されると、その視神経をもとに戻すことは、将来はともかく、現代の医療ではまだできません。

また、緑内障は時間とともに進行していきますが、それを完全にストップさせることも今のところ不可能です。

しかし、進行を極力防いで、遅らせることはできます。これが緑内障の治療になります。

緑内障の進行を防ぐ治療で、現在、唯一エビデンス（科学的根拠）があるのが眼圧を下げることです。**眼圧を1㎜Hg下げると、進行リスクが10％減少するという報告もあります。**

それには緑内障をできるだけ早く発見し、早く治療をスタートさせて、それを継続することがとても重要です。そうすれば、日常生活に支障のない生涯を送ることができます。

（富田剛司）

Q14 緑内障にはいくつかの種類があると聞きました。くわしく教えてください。

緑内障には実にさまざまな種類がありますが、次の三つに大別できます。

❶原発緑内障

〝原発〟とは、原因がわからないという意味です。緑内障の患者さんの90％はこの原発緑内障です。

原発緑内障は、さらに「原発開放隅角《ぐうかく》緑内障（以下、開放隅角緑内障）」と「原発閉《へい》塞《そく》隅角緑内障（以下、閉塞隅角緑内障）」に分かれます。

・開放隅角緑内障…目の中に酸素や栄養を運ぶ房水《ぼうすい》は、目の中を循環して排水口に当たる隅角から排出されます。隅角は開いているものの、隅角の先にある線維《せんい》柱帯《ちゅうたい》というフィルター組織が目づまりを起こし、房水がうまく排出されないために、目の中に房水がたまって眼圧が徐々に上昇し、視神経がその圧力に負けて障害され、視野欠損（視野の欠け）を起こします。

このタイプでは、視神経の障害は比較的ゆっくり進むため、これといった自覚症状

がなく、視野欠損がかなり進んでから気づく場合が少なくありません。

眼圧が正常域であるにもかかわらず視神経が傷つく正常眼圧緑内障（Q15を参照）は、まさにこのタイプです。

・閉塞隅角緑内障…隅角が狭くなって、房水の排出がうまくいかなくなり、眼圧が上昇する緑内障です。生まれつき角膜（黒目の部分）や眼球全体が小さく、隅角が狭い傾向の人がこのタイプの緑内障になりやすいといえます。もともと隅角が狭いうえに、加齢により目のレンズに当たる水晶体がふくらんで、虹彩《こうさい》（茶目の部分）を介して、隅角を押し狭めるために眼圧が上昇します。

まれですが、隅角が突然、完全に閉じて眼圧が急上昇し、目の痛みや吐きけが起こる急性緑内障発作（Q19を参照）はこのタイプの緑内障です。

閉塞隅角緑内障は、男性よりも女性に多い傾向があります。

❷続発緑内障

ブドウ膜炎や網膜血管閉塞症、網膜剥離《はくり》などの目の病気や目の外傷、糖尿病などの全身性の病気、薬の副作用などが原因で引き起こされる緑内障です。例えば、目の炎症が起こると、隅角が腫《は》れて房水が流れにくくなり、このタイプの緑内障を引き起こします。

緑内障の種類

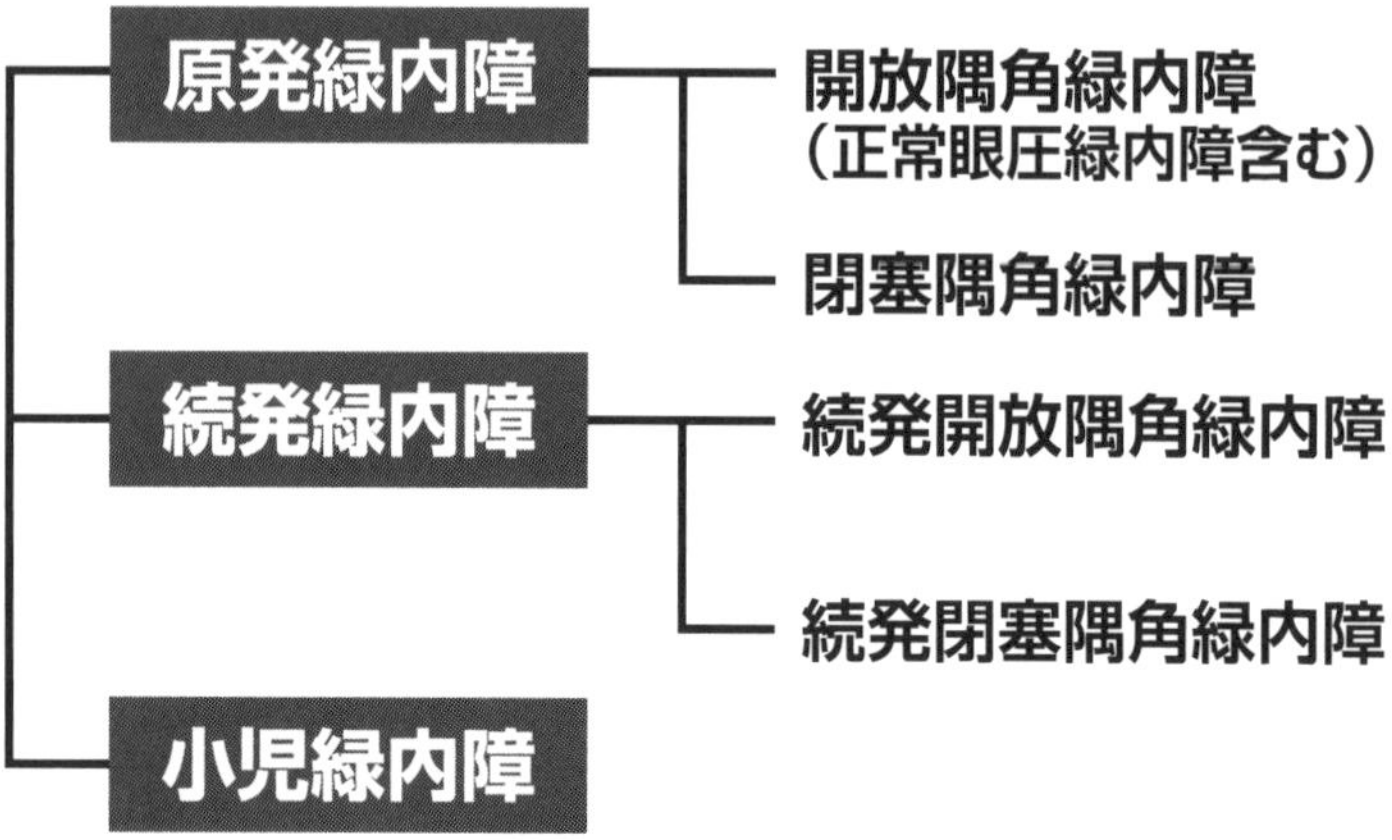

ほかの病気や薬が原因で緑内障を発症している場合は、もとの病気を治療したり、薬を中止したりすることで緑内障を改善できることがあります。ただし、薬を中止したりすると、もともとあった病気が悪化することがあるので、医師と相談しながら進める必要があります。続発緑内障にも開放隅角と閉塞隅角のタイプがあります。

❸小児緑内障

目の発達が順調にいかず、房水の排水口である隅角がうまく形成されていないために眼圧が高くなったり、ほかの病気や外傷、薬などが原因で子供に発症する緑内障です。

緑内障の人は、自分がどのタイプであるかを知っておくことが大切です。

（石田恭子）

原発緑内障のタイプ

■ 開放隅角緑内障

隅角は閉じていないが眼圧が上がる

線維柱帯という組織が目づまりし房水の流れが悪くなり、徐々に眼圧が上昇する。

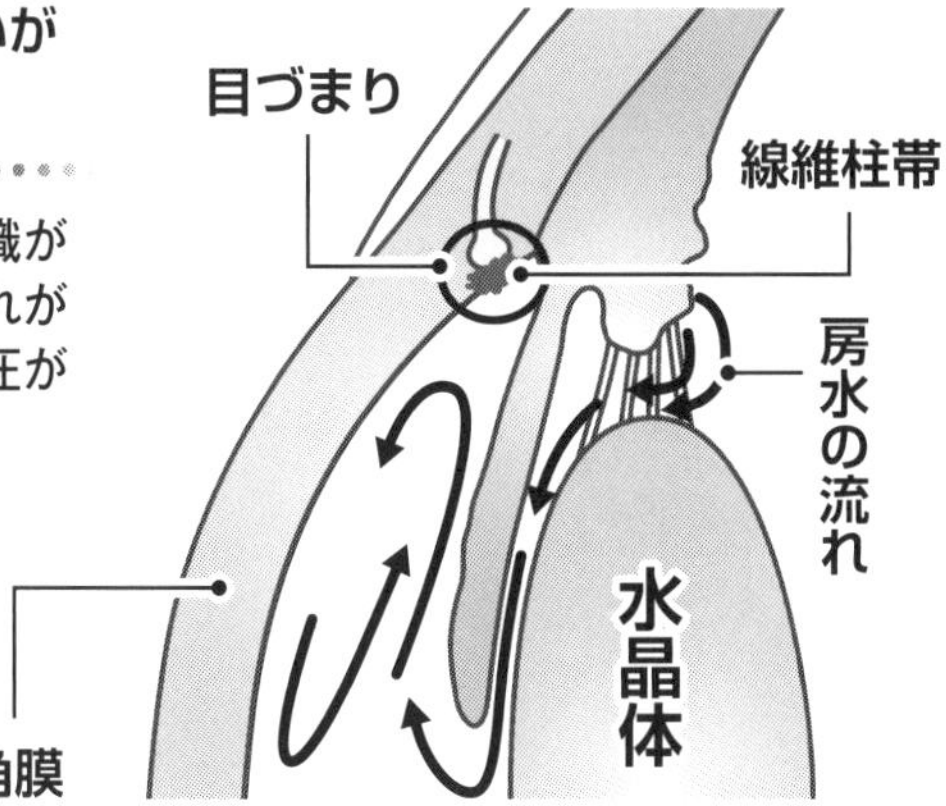

■ 閉塞隅角緑内障

隅角が極度に狭いか、一部がふさがれていて、眼圧が高い

目の中の房水が排出されず、眼圧が上昇する。

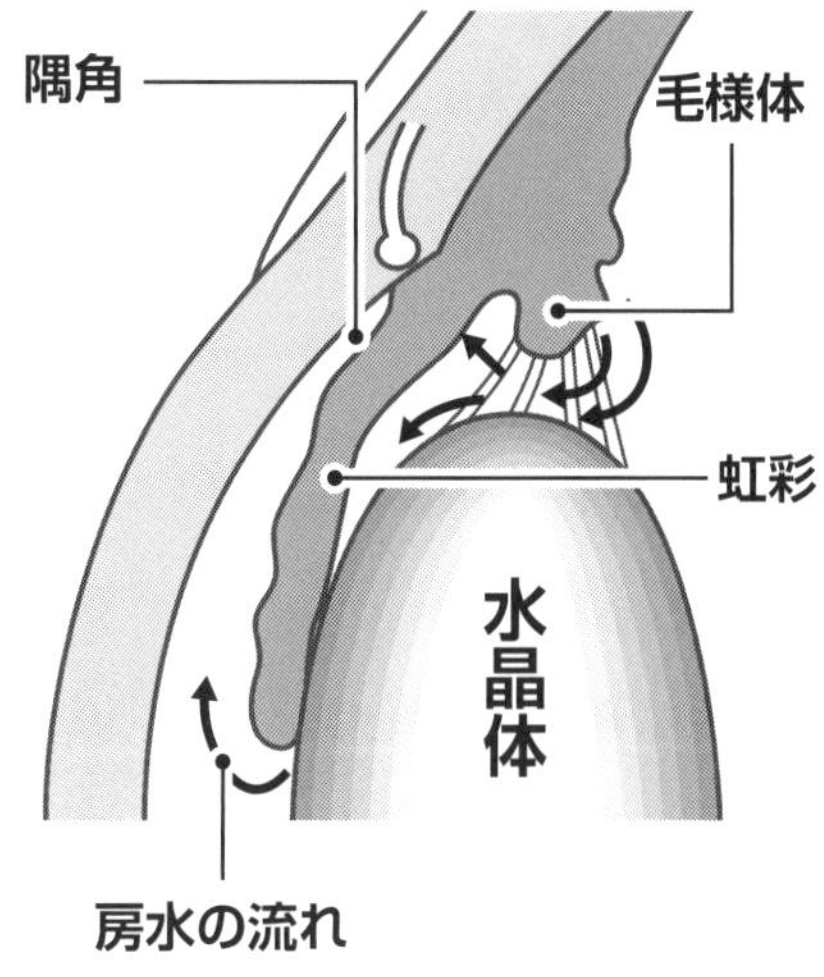

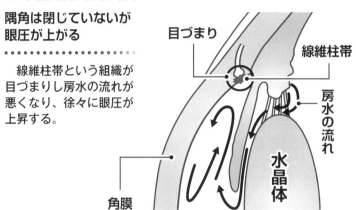

Q15 眼圧は正常域なのに緑内障と診断されました。どうしてですか?

緑内障は、視神経に障害が起こり、視野が狭まったり欠けたりする病気です。視神経が障害される最も大きな原因が眼圧からのストレスです。

視神経の強さは、人それぞれです。例えば、筋肉隆々のがっしりした人なら少々押されてもびくともしませんが、ひ弱な人だったら少し押されても倒れてしまいます。

視神経の強弱はそれと同じです。視神経が弱いと、眼圧が正常域（正常者の眼圧値10～20㎜Hg）であっても耐えらず、緑内障になることがあります。これが「正常眼圧緑内障」です。

視神経が弱くなる理由には諸説あり、はっきりわかっていません。その一つに「血液循環障害説」があります。視神経の血液循環が悪いために栄養が行き渡らず、視神経を弱めているのではないかという説です。そのほか、視神経に毒として働く物質が存在するのではないか、免疫（病気から体を守るしくみ）の異常が影響しているのではないかといった説もあります。正常眼圧緑内障でも、さらに眼圧を下げることによ

正常眼圧緑内障のイメージ図

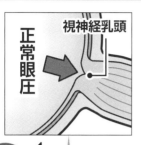

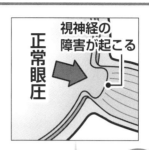

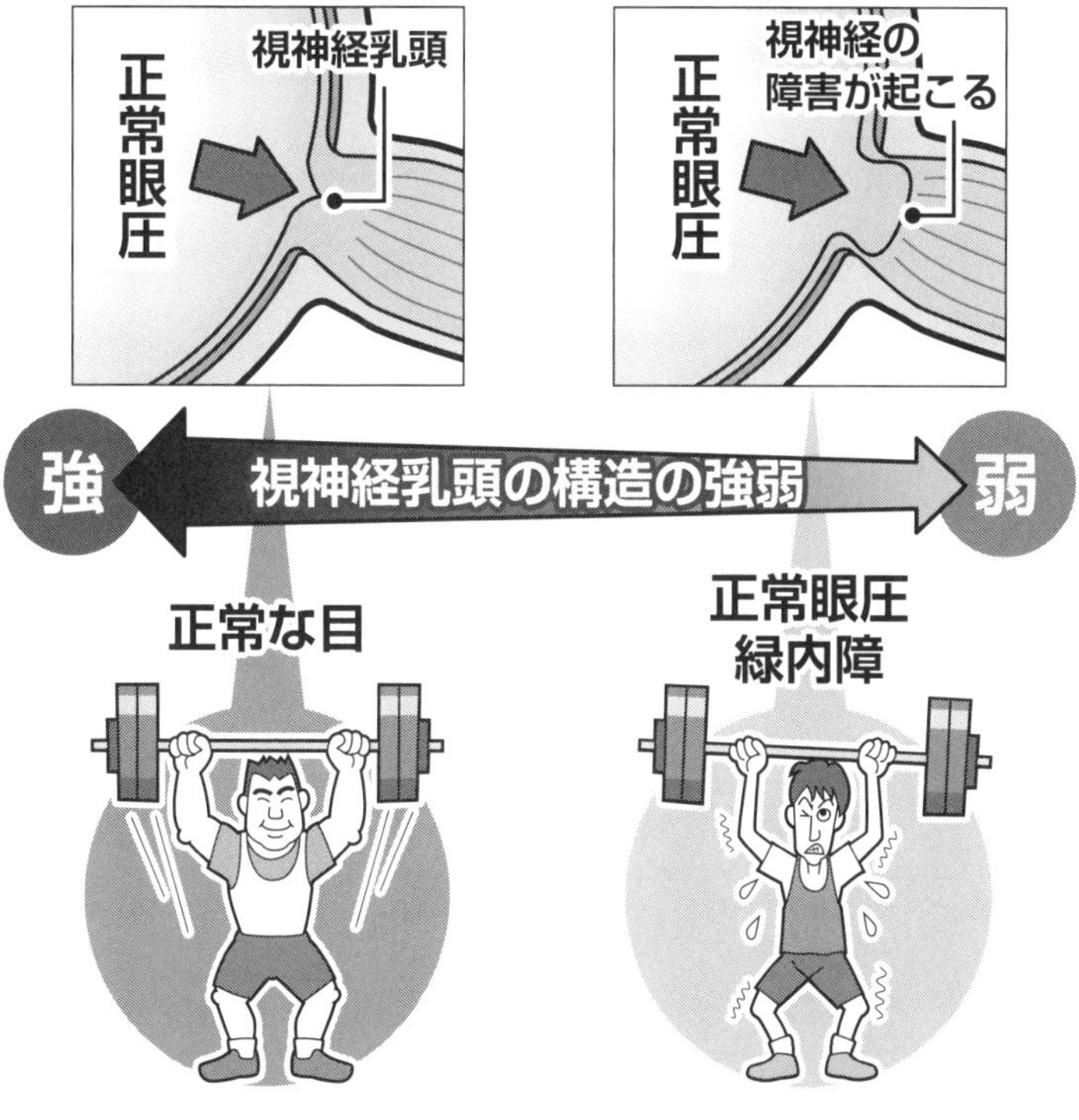

り、進行を抑えたりゆるやかにすることができます。

正常眼圧緑内障の人は、眼圧が20㎜Hg以下であるほかは、眼圧が高い開放隅角《ぐうかく》緑内障とほぼ同じであることから、開放隅角緑内障に分類されています（Q14を参照）。

正常眼圧緑内障の進行はゆるやかで気づきにくいため、40歳を過ぎたら定期的に眼科で検査を受けてください。

（石田恭子）

Q16 日本人には正常眼圧緑内障が多いと聞きました。それはなぜですか？

2000年から2001年にかけて岐阜県多治見市で行われた40歳以上の人を対象にした調査（多治見スタディ）では、緑内障とわかった人のほとんどが開放隅角《ぐうかく》緑内障（Q14を参照）で、そのうち92％の人は、眼圧が正常範囲内である正常眼圧緑内障（Q15を参照）でした。

一方、欧米では眼圧が高い開放隅角緑内障が多いというデータがあります。多治見スタディのあとに、韓国や中国、シンガポールなどでも同じような調査が行われ、そこでも正常眼圧緑内障が多いという結果が出ました。

欧米人よりもアジア人に正常眼圧緑内障が多いと明らかになったことから、人種差があると考えられていますが、それがどうしてなのかは不明です。おそらく、アジア人の視神経が欧米人に比べて、弱いのではないかと考えられています。

（石田恭子）

Q17 正常眼圧でも緑内障になるとは、そもそも正常域の設定がおかしくないですか？

結論をいうと、特におかしくありません。眼圧の正常域は、健常な人を集めてきて、統計学的に分析して出された数値です。少し難しい話ですが、統計学的な手法から正常眼圧＝平均値±2×SD（標準偏差：データのばらつきを示す指標）と定義され、正常者の95・4％がこの範囲の眼圧値になります。

日本での大規模調査（多治見スタディ）から、日本人の正常者の平均眼圧は14・5〜14・6±2・7㎜Hgという結果が出ました。これをもとに算出すると、**正常眼圧の上限は19・9〜20㎜Hgとなり、日本人において正常眼圧の上限は20㎜Hgとなります。**

統計的な正常範囲の眼圧と変わらないにもかかわらず発症するタイプを、正常眼圧緑内障といいます。

ほかの人にとって正常範囲の眼圧であっても、たまたまその人には視神経障害を引き起こすほどのストレスを生み出す眼圧値であったということです。

（石田恭子）

Q18 正常眼圧緑内障と眼圧が高い緑内障とでは病気の進行に違いはありますか？

日本人に多いタイプの開放隅角《ぐうかく》緑内障（Q14を参照）の進行は一般的にゆっくりで、10〜15年という長い時間をかけて少しずつ進行していきます。

とはいえ、眼圧が正常域にある正常眼圧緑内障（Q15を参照）の人と、眼圧が高いタイプの緑内障の人では進行に違いがあります。二つのタイプの視野欠損（視野の欠け）のスピードを比べてみると、**個人差はあるものの、眼圧が高い緑内障のほうが、進行が速いことがわかっています。**

恐らく眼圧が高いほうが、視神経のダメージが大きいからだと思われます。

正常眼圧緑内障、眼圧が高い緑内障ともに、眼圧をより低くすればするほど、緑内障の進行速度が遅くなることがわかっています。

ただし、いずれのタイプも初期にはほとんど自覚症状が現れません。そのため、気づいたときにはかなり進行していた、ということが珍しくありません。早期発見が大切です。

（石田恭子）

Q19 目が急に痛んだので病院に行ったら急性緑内障と診断されました。どういう病気ですか？

急に激しい目の痛みが現れ、充血や視力低下、頭痛、嘔吐《おうと》、角膜（黒目の部分）の混濁などの症状を伴う場合、急性緑内障が疑われます。

急性緑内障とは、加齢により目のレンズの役割をする水晶体がふくらむなどして、房水《ぼうすい》の排水口である隅角《ぐうかく》が狭くなっているところに、ちょっとしたことがきっかけで急に房水が虹彩《こうさい》（茶目の部分）を押し上げ、隅角が閉じてしまうタイプの緑内障です。

房水は出口を失うので、眼球内にたまる一方となり、眼圧はどんどん高くなります。その場合、眼圧は50㎜Hg以上に上昇することもあります。

そうなると、冒頭で述べた症状が発作となって現れます。高い眼圧によって、視神経が急激に傷むこともあります。

発作は通常、片方の目だけに現れますが、まれに両目に生じたり、片方の目から引き続いてもう一方の目に起こることもあります。

急性緑内障では、すぐに眼圧を下げる必要があります。しかし、頭痛や嘔吐などの全身症状があることから、カゼや脳出血ではないかと内科や脳外科などを受診し、結果として眼科での治療が遅れ、最悪の場合、失明する危険があります。

急性緑内障は早く適切な処置をすれば失明はさけられます。こうした急性発作が起きたときは、すぐに眼科を受診してください。

急性緑内障の治療では、点眼や点滴による薬物療法で眼圧を下げてかられーザー治療や手術で新たな房水の流れ道を作ったり、虹彩を押し上げている水晶体を摘出するために、白内障手術が行われたりします。

急性緑内障の発作の引き金となる

急性緑内障の発作

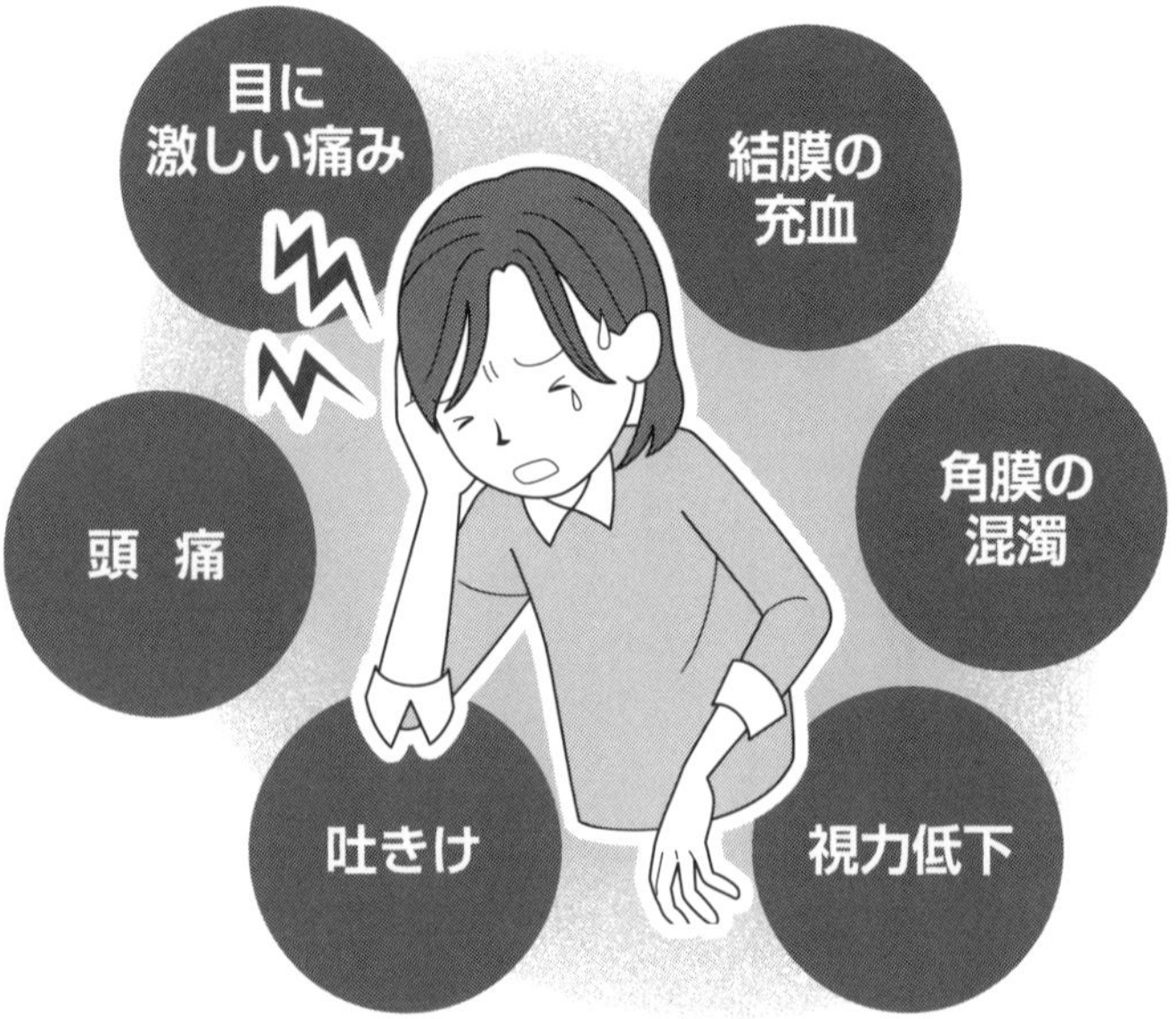
目に
激しい痛み
結膜の
充血
頭 痛
角膜の
混濁
吐きけ
視力低下

急性緑内障のイメージ

水晶体と虹彩が接触し、瞳孔から出られなくなった房水が
虹彩の後ろにたまり、虹彩が押し上げられ、隅角が閉塞する。

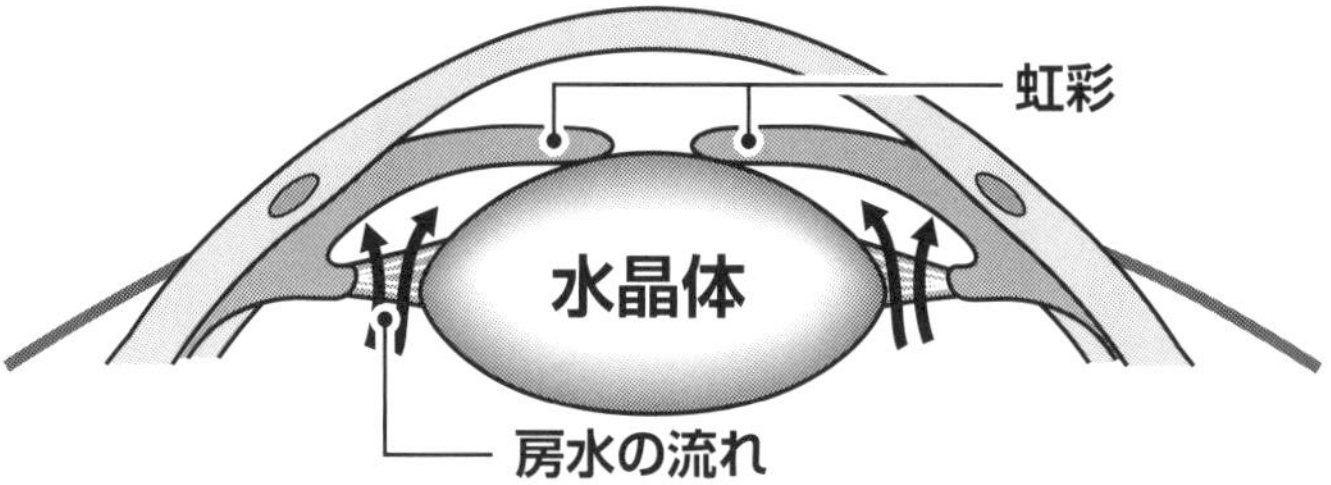

のは、不眠、過労、過度のストレスや感情的な興奮、長時間暗いところでの読書、自律神経（意志とは無関係に血管や内臓の働きを支配する神経）に作用するタイプのカゼ薬や胃薬などを飲んだときなどに起こりやすいといわれます。発作が起こる時間帯としては、夜中から明け方にかけてが多いようです。

また、水晶体がふくらんで白内障を生じる人が多い60〜70代、男性よりも眼球の小さい女性に発症しやすいことが知られています。

なお、人によっては、隅角が部分的に閉じて急性発作が出ない程度の眼圧上昇をくり返し、慢性的に視神経が傷むこともあります。この場合は、眼圧が上昇したときだけ、光がにじんだりぼやけて見えたりすることがあります。

放置すると、視野障害が進行するので、必ず眼科を受診してください。（石田恭子）

Q20 糖尿病が原因で緑内障が起こると聞きました。本当ですか？

糖尿病が引き起こす目の病気といえば糖尿病網膜症がよく知られていますが、この糖尿病網膜症が悪化すると、緑内障を併発します。

目の中でフィルムに相当する網膜にはたくさんの毛細血管が通っていて、網膜に酸素や栄養を届けています。高血糖状態が続くと、網膜の毛細血管の流れが悪くなり、血管に小さなこぶができたり、点状や斑状《はんじょう》の出血が見られたりします。この状態を放置すると、さらに悪化して血流が妨げられ、それを補うために、新たな血管（新生血管）ができ始めます。

新生血管はやがて、眼球の前方にある虹彩《こうさい》（茶目の部分）や、房水《ぼうすい》の排水口である隅角《ぐうかく》にも現れ、隅角をふさいでしまいます。すると、房水が眼球内にたまって眼圧が上昇し、緑内障を引き起こします。**これを正式には、「血管新生緑内障」といいます。**

血管新生緑内障になると眼圧を下げることが難しく、失明にいたることが少なくありません。

血管新生緑内障とは

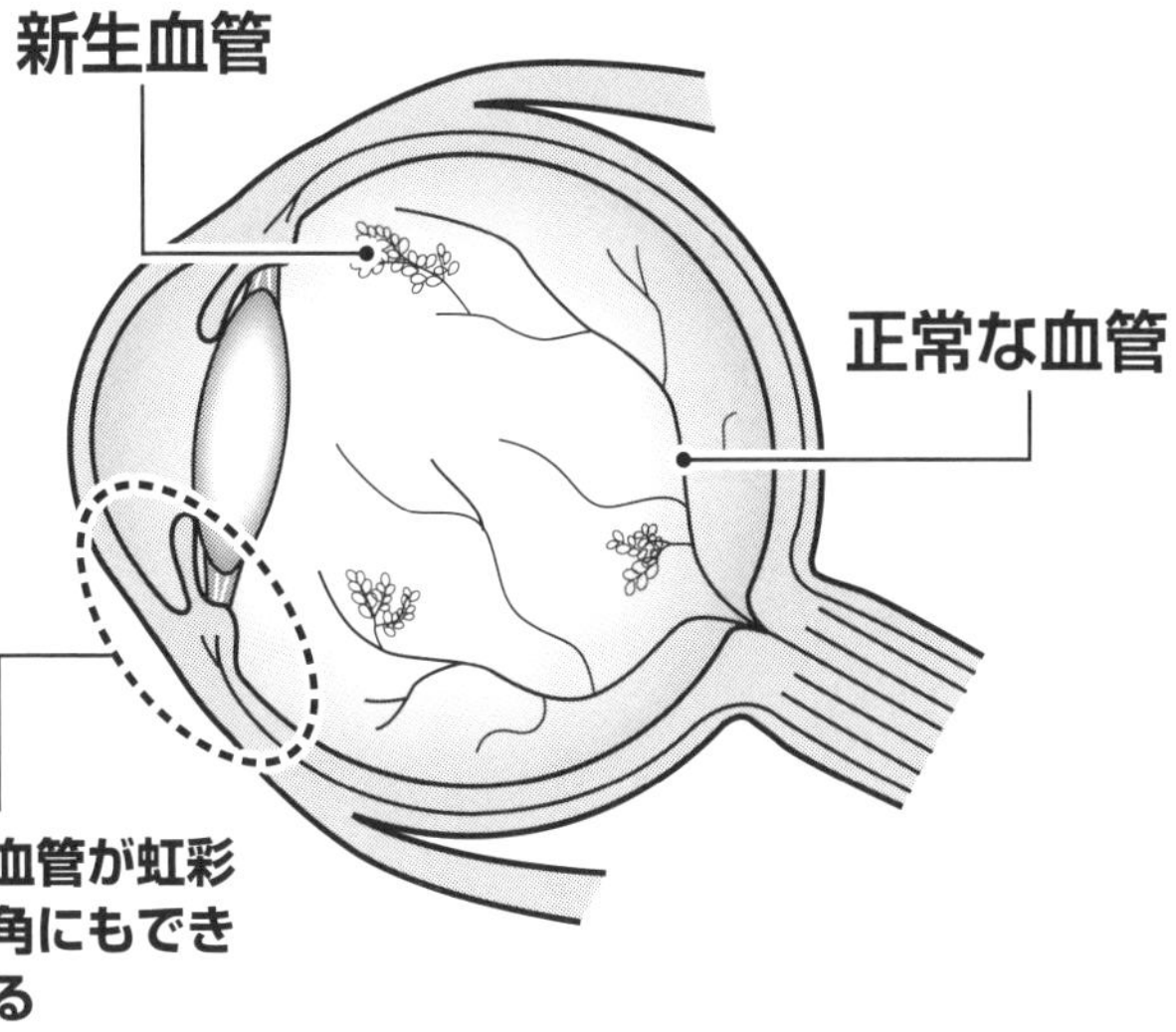

しかし、最近では、新生血管にかかわる物質（VEGFという）の働きを抑えるための薬を注射し、そのあとに房水の新たな排水口を作る緑内障手術を行うことで、失明を免れるケースも少しずつ増えてきています。

また、糖尿病網膜症の早期に網膜の治療を行えば、血管新生緑内障の併発を防ぐことが可能です。

したがって、糖尿病の人は、食事や運動など生活習慣を改善して、血糖コントロールに努めるとともに、定期的に眼科で検査を受け、糖尿病網膜症の早期発見・早期治療に努めることが大切です。

（石田恭子）

Q21 眼科で子供が小児緑内障の疑いがあるといわれました。どういう病気ですか？

目の中を循環する房水《ぼうすい》の排水口である隅角《ぐうかく》に異常が起こり、小児期に眼圧が上昇して視神経が障害され、視野が狭くなる病気を小児緑内障といいます。生まれつき隅角の形成が悪く、誕生直後や生後早期から発症する**原発先天緑内障**、軽度の隅角の異常で発症が遅れる**若年開放隅角緑内障**、そのほかの目の形成異常や全身の病気に関連する**続発小児緑内障**に分けられます。

原発先天緑内障の発症頻度は10万人に1人で、80％以上が生後1年以内に発症するといわれています。原発先天緑内障を含め、隅角の形成異常が原因で生じる小児緑内障は3万人に1人程度ともいわれています。

原発先天緑内障の大きな特徴は、角膜（黒目の部分）が大きくなる牛眼《ぎゅうがん》です。出生直後は眼球の組織が柔らかく、眼圧の上昇により眼球、特に角膜が伸ばされるために起こります。そのほか、涙があふれる、まぶしく感じる、まぶたがぴくぴくする、黒目が白く濁るといったことでお母さんや周囲にいる大人が気づくことも多いようです。

小児緑内障の種類

- **原発小児緑内障**
  - 原発先天緑内障
  - 若年開放隅角緑内障
- **続発小児緑内障**

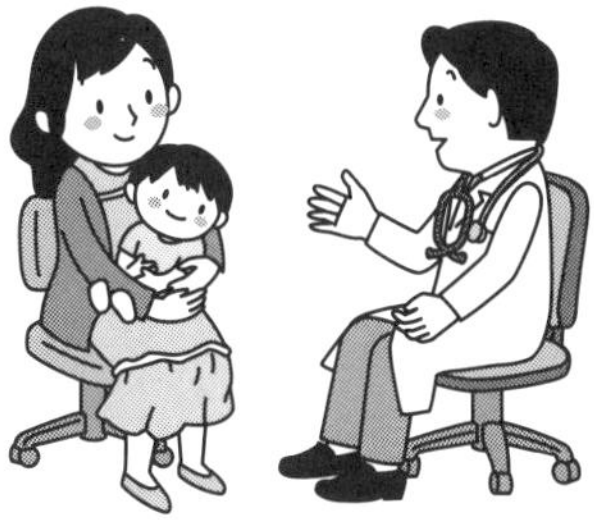

若年開放隅角緑内障は、隅角の異常が軽度なため４歳以降に発症する緑内障で、特に10～20代での発症が多いとされています。若年開放隅角緑内障では、原発先天緑内障で見られる牛眼は生じないため、発見が遅れる傾向が見られます。

続発小児緑内障は、ほかの病気の合併症として、あるいは、ケガや薬によって引き起こされる緑内障です。ダウン症やムコ多糖症などの全身疾患《しっかん》や、生まれつき虹彩《こうさい》（茶目の部分）がない無虹彩症などの先天的な目の異常、ぶどう膜炎や目の外傷、ステロイド薬（副腎《ふくじん》皮質ホルモン）などにより発症します。

小児緑内障では、眼圧を下げる薬の治療効果が出にくく、手術が基本となります。

（石田恭子）

Q22 緑内障は親から子へと遺伝しますか?

「親が緑内障だから自分も緑内障になるのでは…」「自分が緑内障だけど、子供も緑内障になるのでは…」と心配する人が多くいます。

緑内障の中には遺伝するタイプがありますが、これは特殊なもので、非常にまれです。多くの緑内障は、遺伝することはほとんどありません。

しかしながら、体質は受け継がれます。これまでの多くの研究から、家族や親族など血縁者に緑内障が多い人は、そうでない人に比べて、発症する確率が高いことがわかっています。また、血縁者に緑内障の人が多ければ多いほど、発症確率はさらに高くなります。

そのため、家族歴は緑内障の危険因子の一つにあげられています。

血縁者に緑内障の人が多い場合は、緑内障の発症リスクが高いことを認識し、定期的な検査を欠かさないようにしてください。

（石田恭子）

Q23 緑内障が自然に治ることはありますか？

ほかの病気や薬によって引き起こされる続発性緑内障では、発症の原因となる病気の治療をしたり、薬をやめたりすることで、眼圧が下がって進行が止まることがあります。しかし、それ以外の緑内障の大半は、自然に眼圧が下がったり、進行が止まったりすることはありません。障害された視神経や視野がもとに戻ることもありません。

つまりは、緑内障が自然に治ることはなく、治療が必要です。

治療といっても、がんの場合のように腫瘍《しゅよう》を手術で摘出したり、抗がん剤や放射線などでやっつける治療とは違います。

緑内障の治療は、視神経の障害を治すのではなく、障害を可能なかぎり増やさないためのものです。治療をしても緑内障そのものが治るわけではありません。

では、治療は無駄かというと決してそうではありません。緑内障で最も怖いのは、失明することです。なんの手立ても打たなければ、病気は進行し視野の狭まりが進んで、最終的には失明します。一方、適切な治療をすれば、進行を防いで一生涯不自由のない視力を保ち、失明を回避することは可能です。

（石田恭子）

Q24 障害された視神経を、もとの状態に再生させることはできますか？

現在、障害された視神経をもとに戻す医療技術はまだ開発されていません。障害された視神経を再生させる研究は行われているものの、まだ途上にあるというのが現状です。

視神経は、目のフィルムに当たる網膜の神経節細胞から長く伸びた視神経線維が、約120万本も集まった束のことをいいます。その集まる場所が網膜の奥にある視神経乳頭です。ここから視神経は網膜で受け取った視覚情報を脳に伝えますが、脳の中継地点である外側膝状体《がいそくしつじょうたい》で新しい神経線維につなぎ換えられます。

仮に、視神経が再生されたとしても脳までちゃんと伸びるのか、また、中継地点で新しい神経組織とうまくつなぎ換えられるのかなど、ハードルの高い課題がまだまだ山積しています。それらがすべてクリアになるには、まだしばらく時間がかかると思われます。

こうした現状のもとで、今みなさんができる唯一のことは、視神経の障害を少しで

も少なくすること、つまり緑内障の進行を初期から抑えることです。

ただし、緑内障の大きな問題は、初期には自覚症状がほとんど現れないことです。その自覚症状が現れない緑内障を早期に見つけるには、眼科で定期的に検査を受けるしか方法がありません。

近年、眼科での診断技術は進み、視神経障害が軽度なごく初期から緑内障が発見できるようになりました。

そして、緑内障が見つかったときは、きちんと治療を受けてください。症状がないからと放置すれば、障害される視神経はどんどん増えていき、気づいたときには失明寸前ということにもなりかねません。

最後まで生活の質（ＱＯＬ）を維持するには、早期発見、早期治療の緑内障対策が大事であることを肝に銘じていただきたいと思います。

（石田恭子）

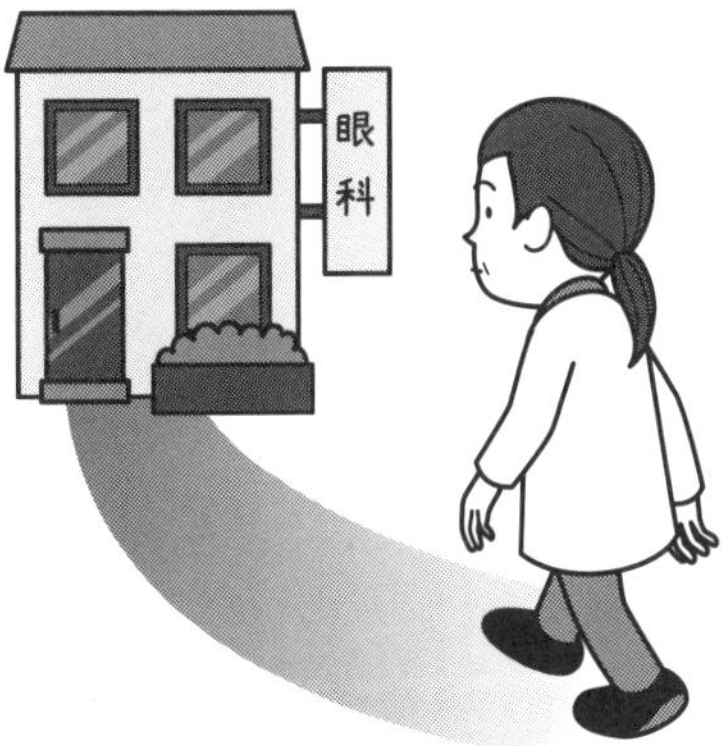

気になったら早めに受診を！

Q25 目を酷使するなどの生活は、緑内障の発病と関係ありますか？

近年、パソコンやスマートフォンなどの多用で目を酷使する機会が増えています。目の酷使により緑内障が発病しやすくなったり、病気が進行したりするのではないかと心配する人がいますが、その心配は全く不要です。**目の酷使と緑内障は、一切関係ありません。**目の酷使で起こるのは眼精疲労、つまり疲れ目やドライアイです。目を長く使うことで目の痛みやかすみ、充血、頭痛といった不快な症状が生じます。また、眼鏡をかけていて目が疲れやすくなったと感じるときは、視力と眼鏡が合っていないのかもしれません。

注意しなくてはいけないのは、目を酷使して見えにくくなったのかと思っていたら、実は緑内障だったという場合です。緑内障は視野が欠ける病気ですが、視野が欠けてもそのことに気づかず、見えづらさの原因が、「目を酷使したから」と考える人が少なくありません。目を休めても症状が改善しない場合、目の疲れが何日も続くような場合は必ず眼科を受診してください。

（石田恭子）

第2章

症状についての疑問 13

Q 26 緑内障で視野が狭まっていると診断されましたが自覚できないのはなぜですか?

緑内障の代表的な症状には、視野が欠けて狭まること（視野欠損と視野狭窄《きょうさく》）があげられますが、実はこの症状は、診断されるまで気づかない人がほとんどです。その理由は大きく二つあります。

一つは、視野の欠けが通常は視野の外側から始まるためです。

私たちは、見たい物を視野の中心に持ってきます。これは、視野の中心が最もよく見えるからです。視野の中心から外れると、極端に視力は落ちて、実際には見えづらくなっているのですが、普段はそれを気にかけることはありません。

そのため、周辺部の視野が欠けても、視野の中心で物を見ているかぎり、気づきにくいのです。

二つめの理由は、私たちは両目で物を見ているためです。

片方の目に視野の欠けがあっても、私たちは物を見るとき両目を用いており、もう片方の目と脳で視覚情報を無意識に補正するため、視野の欠けに気づけないのです。

両目で物を見ているため視野の欠けに気づけない

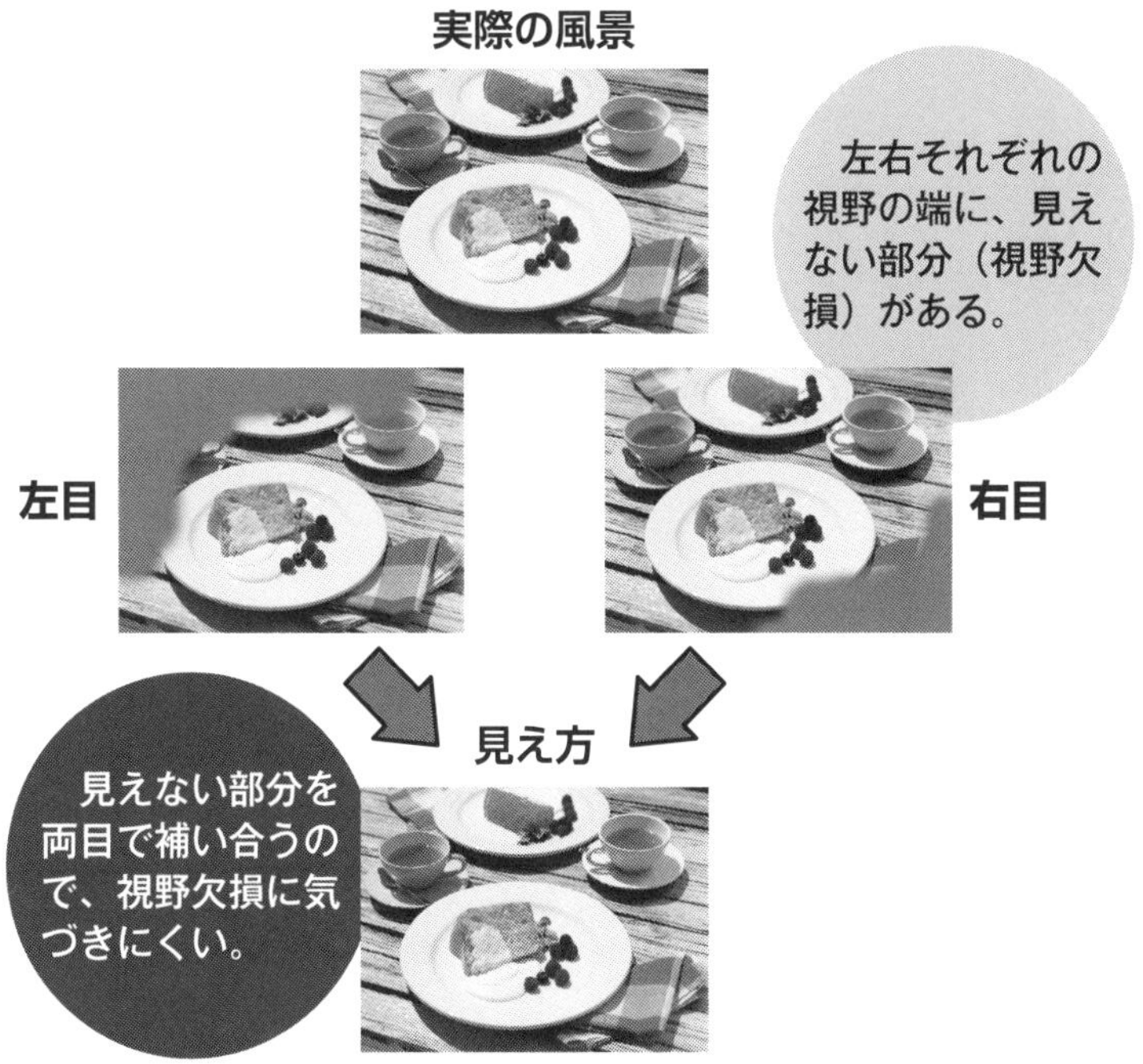
実際の風景
左右それぞれの視野の端に、見えない部分（視野欠損）がある。
左目
右目
見え方
見えない部分を両目で補い合うので、視野欠損に気づきにくい。

両目に視野の欠けがあったとしても、その欠損場所が重なっていなければ、やはり、互いの目でカバーし合うので、気づきません。

緑内障が進行し、両目の視野の欠けがかなり進んで重なり合う部分が多くなると、他方の目でカバーすることはもはや難しくなり、そこでようやく、見えづらいことに気づきます。

その場合も、特に黒く見えたりするわけではなく、ぼんやり見えるというイメージです。

（富所敦男）

Q27 症状の自覚がないということは、病気の程度は軽いといえますか？

緑内障の初期には、視野の一部が欠けます。少しぐらい欠けても、もう一方の目でカバーするので、ほとんどの人は気づくことはありません。進行し、視野の3分の1～2分の1程度が欠けたら気づくかというと、まだ多くの人は気づきません。さらに進行し、視野がかなり欠けるようになって、ようやく気づく人が増えてきます。

緑内障の症状と関係しているものに眼圧があります。正常域の眼圧は10～20㎜Hgですが、20㎜Hg前半程度の眼圧では特に異常を自覚することはありません。40～50㎜Hgを超えると、目の痛みや頭痛などの症状に見舞われることがあります。日本人の緑内障の大半を占める正常眼圧緑内障を含む開放隅角《ぐうかく》緑内障（Q14を参照）では、ここまで眼圧が高くはならないので、眼圧上昇による自覚症状はほとんどありません。しかし放置すると、気づかないうちに、眼圧は少しずつ上がっていきます。

自覚症状がないからといって必ずしも軽度であるとはいえません。だからこそ、眼科での定期検査が重要なのです。

（富所敦男）

Q 28 視野が狭まるのは鼻側からと聞きました。なぜ鼻側からなのですか？

網膜には左右上下が逆に写し出される

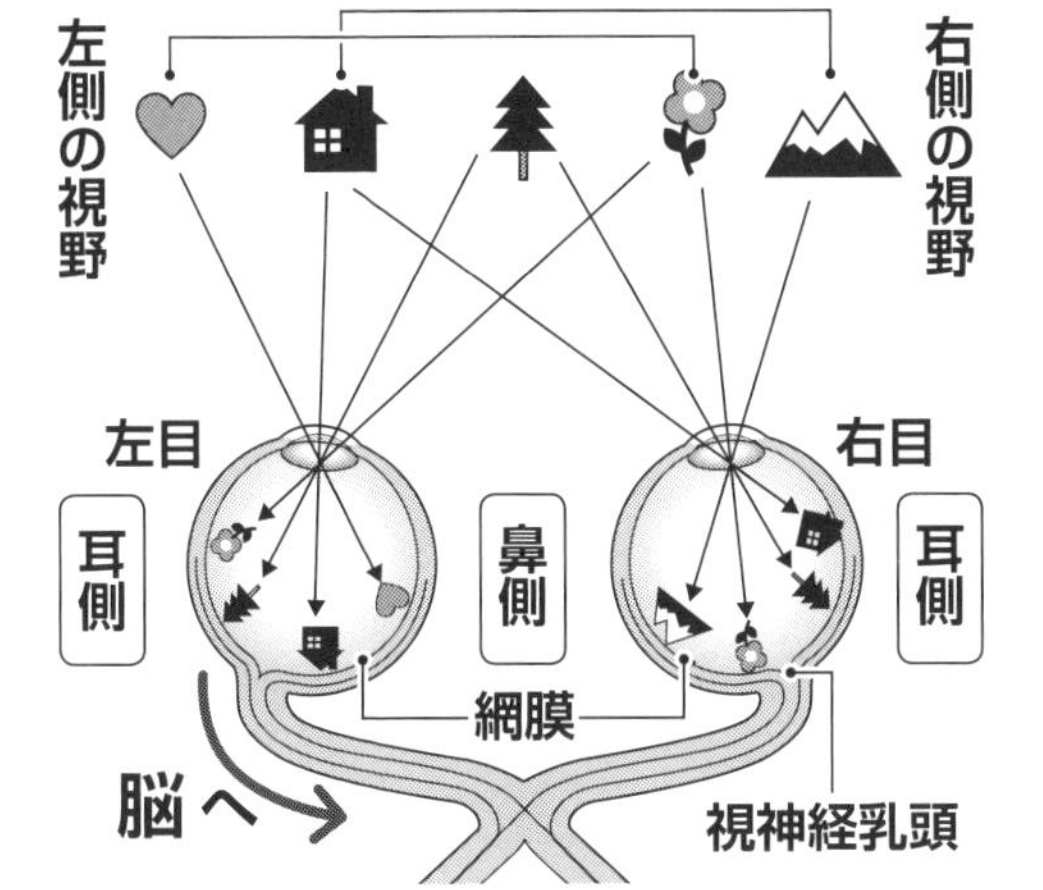

緑内障では、視神経線維が目の最も奥の網膜にある視神経乳頭の近くで障害され、視野全体の中で、障害された視神経線維に対応した部分に欠けが出てきます。

緑内障の初期には、多くの場合、耳側の網膜の視神経線維が障害されます。目に見える物体や景色は、網膜に左右上下が逆に写し出され、耳側の網膜上にある視神経線維は鼻側の視野に写る部分を担当しています。

このため初期の緑内障で耳側の視神経線維が障害されると、鼻側の視野に影響が出てくるのです。

（富所敦男）

Q29 病気が進行すると、どのように症状は変化しますか？

緑内障は視神経が障害を受け、視野が欠けて狭くなっていく病気ですから、進行すると視野の欠ける部分が徐々に広がっていきます。

視野の欠けは、視神経に障害が生じて5～10年ほどたって現れてきます。視野の欠け方は人によって異なるのですが、一般的に、視野の中心をやや外れた鼻側に暗点（見えない点）ができます。この段階では、一般の人が異常に気づくことはまずありません。

しだいに暗点が拡大し、視野の欠けていく部分が広がっていきます。しかし、この段階でもなお、もう一方の目によって補われるため、異常に気づかないことがほとんどです。

後期になると、見える範囲はさらに狭くなり、一部を残すのみとなります。そうなると視力も低下し、「本や新聞が読みづらくなる」「つまずいて転倒する」「交通事故の危険が増す」など日常生活に支障をきたすようになります。この段階になって初め

緑内障は長い時間をかけて進行する

視野の欠けの進み方 ※右目の場合

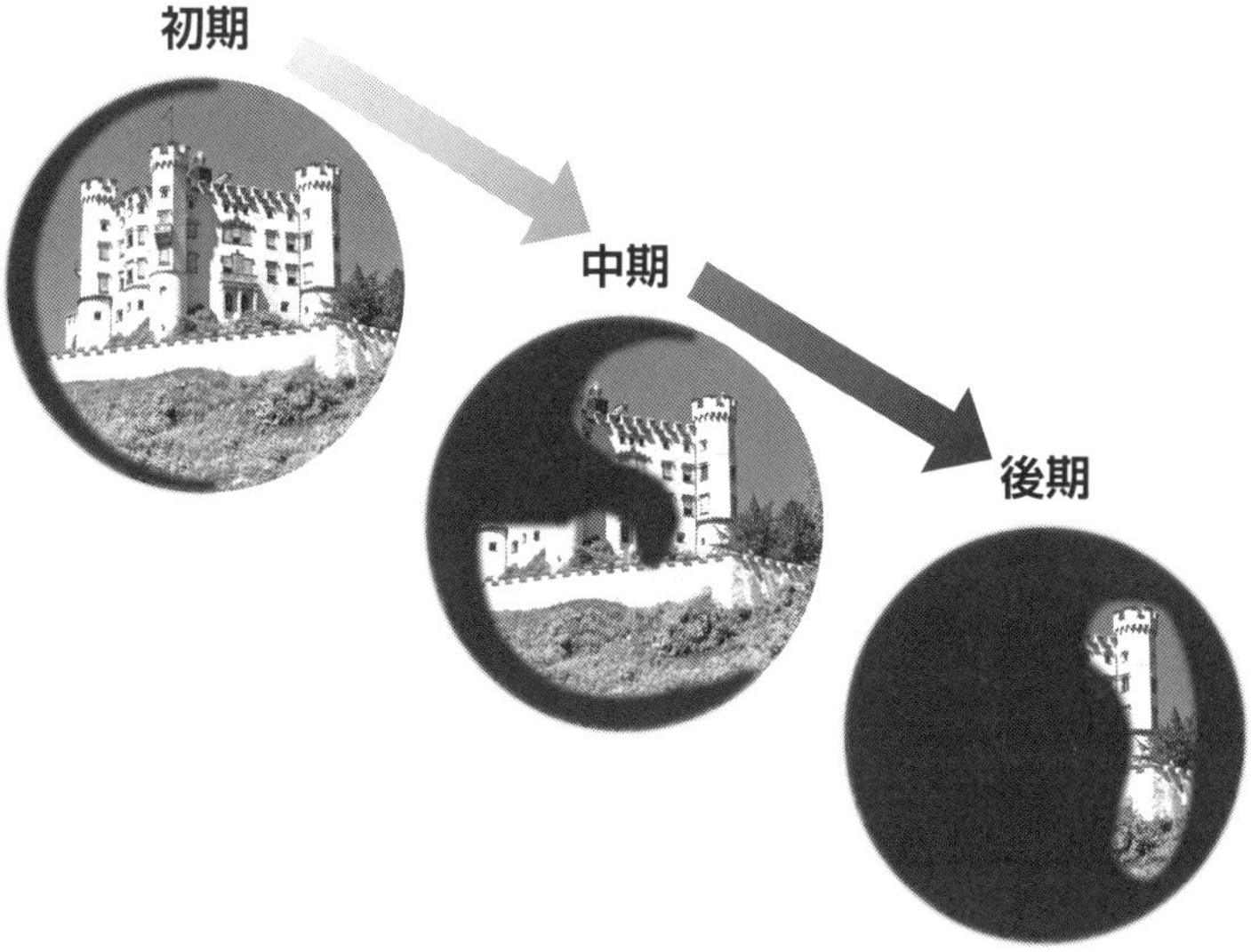

実際には、視野の欠けがあっても両目で補い合ったり、視線を常に動かしたりするので気がつかないことが多い。

て異常に気づき、眼科に駆け込む人が増えてきます。さらに放置すると、視野が全くなくなる、つまり失明にいたります。

視野の欠けが始まってから、後期になるまでには10年20年とかかりますが、人生100年時代といわれる昨今、治療を受けずにいると、晩年は失明した状態で生きなければならなくなる可能性があります。一生、自分の目で物を見るためにも、早期治療が大切です。

（富所敦男）

Q30 目が疲れやすく、夜間の運転で見えづらさもあります。緑内障の可能性はありますか？

緑内障の初期は、一方の目に視野の欠けがあっても、もう一方が正常であれば、正常な見え方とほぼ変わりません。しかし、進行してくると視野の欠けが大きくなり、見えづらくなります。そうすると、もっと鮮明に見えるようにしようと、視線を動かしたり目を細めたりして、目が疲れやすくなることはあります。ただし、その場合も、「視力が低下したのだろう」「老眼が始まったに違いない」「細かい作業をしたからだろう」などと思い、眼科を受診しないまま過ごす人が少なくありません。

また、視野が欠けて狭くなると、夜間や雨の日に車を運転すると視界がはっきりしなくなり、霧の中にいるような見え方になります。**つまり、疑問の答えは「可能性はある」です。**

目の疲れや夜間と雨の日の視界の悪さが緑内障の影響であるとしたら、緑内障はかなり進行していると考えられます。ほかの病気が原因になっていることもあるので、速やかに眼科を受診してください。

（相原　一）

Q31 頻繁につまずいたり、人とぶつかったりします。緑内障の可能性はありますか？

ほかの病気でもこうしたことはあるので緑内障とは断言できませんが、可能性は大いにあります。緑内障だとすると、要因として二つのことが考えられます。一つは視野の狭まりがかなり進んでいる場合、もう一つは視野が欠けている場所が下方の場合です。ふだん私たちは両目で物を見るので、片方の目の視野が多少欠けても、もう片方の目がそれを補うので、健常な目と同じような見え方をします。もし、段差がはっきりと見えなくてつまずく、人がいるのに気づかず人とぶつかるといったときには、視野の欠けがかなり進んでいると考えられます。

視野の欠けは、上方あるいは下方で徐々に進む場合が多く、上下の物が見えづらくなることはよくあります。もし、段差につまずくことが多いというだけなら、まだ初期から中期くらいでしょう。加えて、人にもよくぶつかるとなると、視野欠損が左右まで広がっていると考えられるので、かなり進んでいる可能性があります。1日でも早く、眼科を受診してください。

（相原　一）

Q32 視野の狭まりを自分でチェックする方法はありますか？

昔からの方法として、テレビの画面を利用するセルフチェック法があります。白黒のいわゆる砂嵐画面の中央に小さなマークを貼《は》り、片方の目で中央のマークを1〜2秒間凝視し、画面の一部がかすんだり、暗く見えたりしないかをチェックするものです。

砂嵐画面が出るテレビがない場合は、本や新聞で字が多いページを開いて（例えば新聞では株式欄など）、中央の文字1文字を、片方の目は手でふさいでもう片方の目でじっと見る方法があります（赤く丸い印をつけてもいい）。

最近では、インターネットなどで、さまざまなチェックシートが紹介されています。その一つに、近畿大学医学部眼科学教室教授の松本長太《まつもとちょうた》先生が開発された「クロックチャート」があります。クロックチャートは新聞広告として掲載され、6000万枚以上配布し、その結果、約3万人の緑内障の患者さんが見つかったそうです。近畿大学が運営するKindai Picks（キンダイピックス）のホームページ内からダウンロードできるので、利用するのもいいでしょう。
チェックをするさいのポイントは、必ず片方の目ずつ行うことです。片方の目だけに視野欠損があっても、両目で見てしまうと、他方の目でカバーするので、視野欠損に気づきにくいからです。

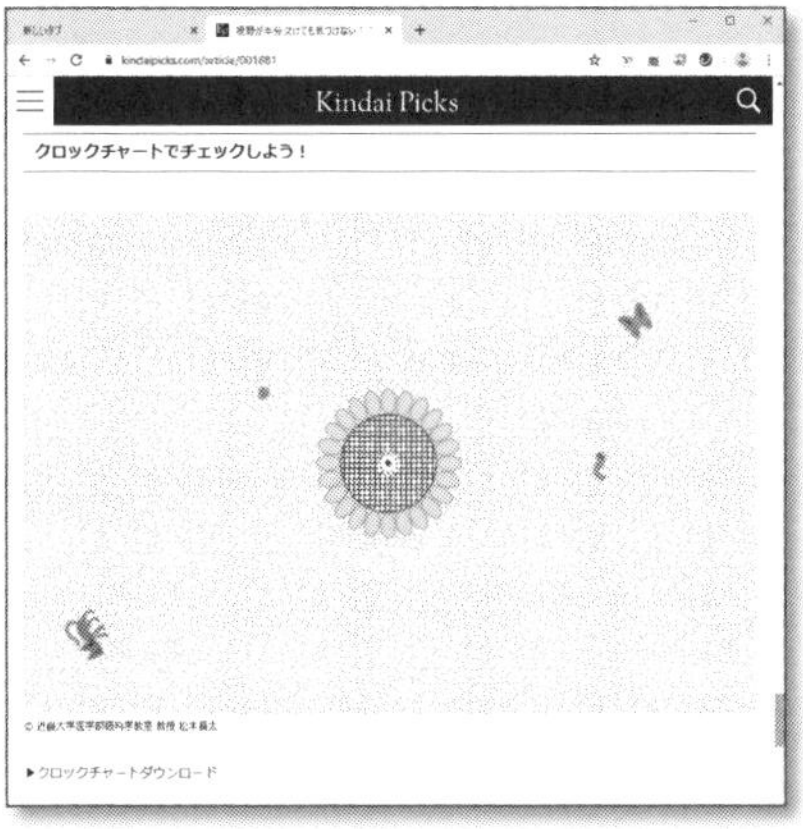

クロックチャートは、近畿大学が運営する
Kindai Picks（キンダイピックス）のホームページ

https://kindaipicks.com/article/001881

よりダウンロードできます（2020年6月25日現在）。

ただし、セルフチェックの結果、見えない部分がない、ぼやけたりしないからといって、緑内障ではないと診断がついたわけではありません。同様に、見えない部分がある、ぼやけて見えるからといって、緑内障と確定したわけではありません。セルフチェックはあくまでも緑内障の早期受診の手助けをするものであることを認識しておいてください。
少しでも気になることがあるときには、必ず眼科を受診してください。

（相原　一）

Q33 視野セルフチェックを行う頻度はどのくらいがいいですか？

急性緑内障（Q19を参照）など特殊な場合を除いては、一般的に視野の欠けは年単位でゆっくりと進行します。したがって、視野セルフチェック（Q32を参照）は1年に1度行うくらいでいいでしょう。例えば、自分の誕生日に必ず行うというように決めておくのもいいかもしれません。

ただし、視野セルフチェックは簡易的なものであり、緑内障を見つけるには、眼科で十分な検査をする必要があります。眼科で眼底写真、できれば視野検査も受け、視神経の傷んでいるところはないか、視野の欠けているところはないかを調べてもらってください。特に、40代以上の人や血縁者に緑内障患者がいる人、強度近視の人などは、緑内障の発症リスクが高いので、ぜひ1年に1度は眼科で検査を受けてください。

1回の検査で問題がなくても、これから先もずっと異常なしという保証はありません。1回だけでなく、毎年受けることが早期発見につながります。

（相原 一）

Q34 狭まった視野がもとに戻ることはありますか？

視野が欠けて狭くなるのは、視神経の障害が原因です。傷ついた視神経を修復する、もしくは再生させる方法は、現在のところまだ見つかっていません。

したがって、一度狭まった視野がもとに戻ることはありません。

重要なのは、視野の狭まりを今以上に悪化させないことです。そのためのいろいろな方法が国内外で盛んに研究されていますが、今わかっている確かな方法はただ一つ、眼圧を下げることです。眼圧が下がると、視神経が障害されるスピードが遅くなり、視野が狭まるスピードも抑えられるのです。

眼圧を下げる有効な手段として、点眼薬やレーザー治療、手術があります。中でも最も手軽なのが、点眼薬です。

点眼薬を処方されている人は、毎日欠かさず点眼をして、悪化させないようにしてください。

（相原　一）

Q35 視野が狭まる以外で緑内障の人が感じる症状はありますか？

眼圧が急に高くなる急性緑内障（Q19を参照）以外の大半の緑内障では、視野の欠け（視野欠損）が進むことによる視野の狭まり（視野狭窄《きょうさく》）以外に、これといった症状はありません。

視野が欠けるといっても、見えない場所が暗く見えたり視野の中に黒い部分が現れたりするわけではありません。多くの場合、視野の周辺部が「なんとなくかすんで見える」「ぼやけて見える」くらいなので、見え方がおかしいと気づいたとしても、緑内障を疑って眼科を受診する人は少ないのが現状です。むしろ、老眼が始まったのかな、視力が落ちたのかもしれない、目が疲れたのだろうなどと思い、眼鏡店で老眼鏡や新しい眼鏡を作ったり、疲れ目用の市販の点眼薬を買ってきたり、あるいは生活に支障はないからと何もせずやり過ごす人のほうが圧倒的に多いのが現状です。

自覚症状で緑内障に早期に気づくことは困難、と認識しておいてください。

（相原　一）

Q36 緑内障で急に頭痛や吐きけが起こることがあると聞きました。本当ですか？

急な頭痛や吐きけなどの症状は閉塞隅角緑内障《へいそくぐうかく》で見られるもので、急性緑内障（Q19を参照）といいます。

眼球内を満たす房水《ぼうすい》の排水口である隅角が狭くなり、房水が流れにくくなることで発症するのが閉塞隅角緑内障です。房水の排出が悪くなっているものの、流れが多少なりとも残っていれば、慢性型の閉塞隅角緑内障ですが、それがある日、突然、隅角が完全にふさがれ、房水の流れが完全に止まってしまうと急性緑内障になります。

房水の流れが完全に止まると、房水がたまる一方になって眼圧が急激に上がり、頭痛や吐きけのほかに、目の痛みや結膜の充血、瞳孔《どうこう》（黒目の中心部分）の拡大、角膜（黒目の部分）の混濁などが起こります。

覚えておいていただきたいのは、これまで緑内障と診断されていない人でも、急性緑内障の発作を起こす場合があることです。中でも、中高年の女性で、若いときから**遠くがよく見える、いわゆる〝目がいい人〟に発症しやすいことがわかっています。**

目がいいというのは、遠くがよく見えることですから、遠視ぎみです。遠視の人は、目のレンズに当たる角膜から目のフィルムに当たる網膜までの長さ（眼軸）がもともと短いので、虹彩《こうさい》（茶目の部分）と角膜の間（前房）が狭く、隅角も狭い傾向にあります。また、女性のほうが、解剖学的《かいぼう》に男性よりも隅角が狭く、そこに加齢も加わるため、発症しやすくなると考えられています。

目がいい人は、目の病気をしないかぎり、総じて眼科に行く機会が少ないものです。そのため、隅角が狭い目であることを知らずに中高年になり、急性緑内障を発症してショックを受けたという人が少なくありません。

目がいい人は、そもそもこの本を読んでいないので、みなさんのまわりに目がいい中高年の女性がいたら、急性緑内障という病気があることを伝えておくのもいいかもしれません。

なお、強い頭痛や吐きけがあると目が痛かったことを忘れてしまい、内科や脳外科などを受診して、眼科的処置が遅れることがあります。急性緑内障は、治療が遅れると失明の危険が高まりますので、一刻も早く眼科を受診するか、救急車を呼ぶようにしてください。

（相原　一）

Q37 子供で「光をまぶしがる」「涙が増える」などの症状は、緑内障の可能性があるとは本当？

子供に起こる小児緑内障にはいろいろなタイプがありますが、基本的には、眼圧が高くなります。

小児緑内障の中で、光をまぶしがったり、涙が多かったりする症状を示すのは原発先天緑内障（Q21を参照）です。そのほかの症状としては、まぶたがピクピク動く、角膜（黒目の部分）が濁る、角膜が大きくなるなどが見られます。こうした症状は、眼圧が高くなって眼球が拡大するために起こります。

放置すると、見る機能の発達に影響が出るので、必ず治療を受けてください。

治療は、すぐに眼圧を下げる必要があるため、通常、線維柱帯《せんいちゅうたい》切開術（Q97を参照）や隅角《ぐうかく》切開術を行い、眼球内を満たす房水《ぼうすい》の流れを促します。1回の手術で眼圧が十分に下がらない場合は、手術を複数回行うことがあります。

治療により眼圧が下がっても、角膜が濁るなどの障害が残ることがあります。生涯にわたって定期検査を受けながらフォローしていく必要があります。

（相原　一）

Q38 緑内障で目が腫れるなどの外見的な変化はありますか？

多くの緑内障は、視野が徐々に狭まるだけで、外見的な変化は現れません。

しかし、眼球内を満たす房水《ぼうすい》の排水口である隅角《ぐうかく》が、突然完全に閉じてしまう急性緑内障発作の場合は、目の中に房水がたまり、急激に眼圧が上がるので、目がまっ赤に充血（結膜充血）したり、瞳孔《どうこう》（黒目の中心部分）が開いたりします。

糖尿病が原因で起こる血管新生緑内障（Q20を参照）やぶどう膜炎では、隅角に新しい血管ができたり、炎症で隅角が閉塞《へいそく》したりして、眼圧が一気に上がり、結膜充血が見られることがあります。

なお、結膜は白目（強膜）を覆う薄い膜で、結膜の表面近くには細い血管が通っています。眼圧が上がって炎症を起こすと、その細い血管が拡張し、浮き出てくるのでまっ赤に見えるのです。

小児に起こる原発先天緑内障（Q21を参照）では、高眼圧のために角膜が大きくなったり、腫《は》れたりすることがあります。

（石田恭子）

第3章

診察・検査・診断についての疑問 17

Q39 健康診断で行う眼底検査で、緑内障は見つかりますか？

緑内障は完治できない進行性の病気なので、早期発見・早期治療が最も大切です。その早期発見に役立つのが、眼底検査です。最近では、健康診断のメニューとしても眼底検査が加わるようになってきました。眼底検査では、目の奥にあって、目でキャッチした情報を脳へと伝える視神経や、目の中でフィルムの役割をする網膜、さらには網膜血管などの状態が観察できます。

眼底検査には、医師が眼底を直接観察する方法と、健康診断のときのように眼底カメラで撮影した写真で判定する方法に大別できますが、どちらも緑内障の発見には有効です。

さらに医師が眼底を直接観察する方法には、いくつかあります。

患者さんの目の前に倒像鏡《とうぞうきょう》という検眼鏡を置き、瞳孔《どうこう》（黒目の中心にある光の入口）に光を当てて、反射してきた網膜像を凹レンズに映して観察する「倒像検査法」、瞳孔に光を当て検眼鏡で眼底を観察する「直接検査法」などがよく行われます。

眼底検査には種類がある

医師による直接観察

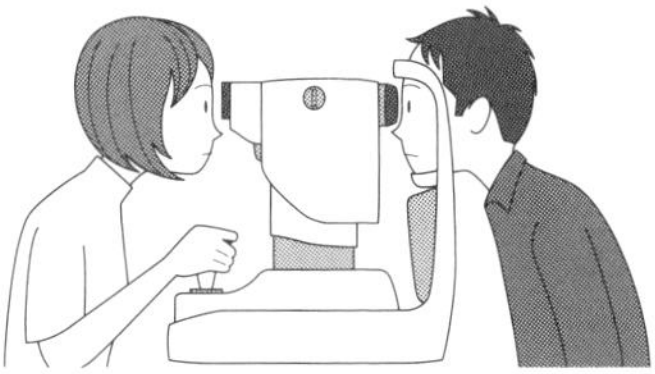

●眼底カメラ

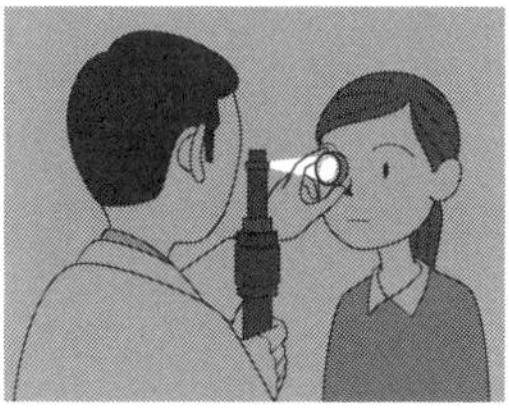

●倒像検査法

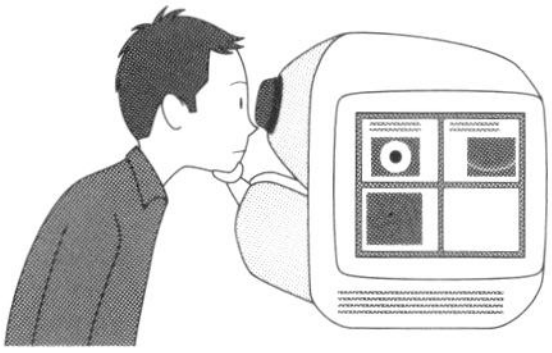

●OCT（光干渉断層計）

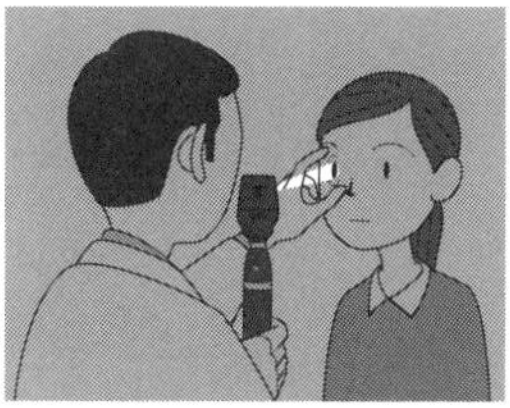

●直接検査法

最近では、ＯＣＴ（光干渉断層計）という装置を用いた検査が行われることもあります（Ｑ51を参照）。

なお、眼底検査では、特殊な点眼薬（散瞳薬《さんどうやく》）をさして瞳孔を開けて観察することがあります。散瞳薬の作用は、一般に6時間程度は持続するといわれます。

瞳孔が広がると、目の中にいつもより多くの光が入るため、屋外に出るとまぶしく感じたり、見え方が変わったりします。散瞳薬をさした日は、車の運転をしないでください。（中元兼二）

Q40 コンタクトレンズの処方に特化した眼科でも緑内障は見つかりますか？

一般的に、コンタクトレンズの処方に特化した眼科クリニックでは視力検査だけで、眼底検査まで行わないところが多いと思います。視力検査だけの場合、緑内障は見つかりません。

コンタクトレンズを処方される人の目は、通常、中等度以上の近視であることが多いのですが、近視はわが国の緑内障の三つの危険因子（高眼圧、強度近視、加齢）の一つです。強度近視の人は、近視のない人の2・6倍も緑内障になりやすいとの報告があります。

また、通常、緑内障の患者さんは、後期になるまで中心視野は保たれる場合が多いのですが、強度近視の人の場合は、中心視野から欠けることがあります。

緑内障というと中高年になって発症するイメージがありますが、強度近視があると、若いうちから緑内障を発症している人も少なくありません。

よって、年に1回は眼底検査を受けることをおすすめします。

（中元兼二）

Q 41 緑内障の早期発見には、健康診断で何かオプション検査をしたほうがいいですか？

緑内障を早期に発見するには、眼球内の圧力を測る眼圧検査が有用ですが、日本人は欧米人と異なり、約7割が正常眼圧緑内障（Q15を参照）ですので、眼圧検査のみでは7割の緑内障を見逃すこととなります。

現在の診断の定義では、目でキャッチした情報を脳へと伝える視神経のどこに障害があるかを眼底検査で見極め、その障害部位に一致した視野の異常があって緑内障と診断されます。

したがって、眼圧検査だけではなく、眼底検査と視野検査は緑内障を確定するためには必須《ひっす》の検査です。

できれば、眼圧検査、眼底検査、視野検査を加えるといいでしょう。

最近では、ＯＣＴ（光干渉断層計。Ｑ51を参照）で眼底を撮影すると、瞬時に緑内障による視神経障害の有無を判定できます。健康診断を行っている医療機関がＯＣＴ検査を行っていれば、これをオプションに入れるのもいいでしょう。

（中元兼二）

Q42 眼底検査で指摘された視神経乳頭陥凹拡大は、緑内障の疑いがあるとは本当？

眼球内の最も奥にある「眼府《がんふ》」の中心より少し鼻側へ寄ったところに、細い視神経線維が百数十万本集まり、束になって眼球の壁（強膜）を突き抜ける部分があります。これが「視神経乳頭」です。私たちが目で得た情報はここを通って脳へと運ばれます。

視神経乳頭には、誰にでも、ある程度のくぼみ（陥凹《かんおう》）があります。

視神経が眼球から出て脳に向かうために折れ曲がるとき、視神経乳頭の中心に近い部分は物理的に直角に曲がれず、ゆるいカーブを描いて曲がります。そのため、視神経乳頭の中央部は少しくぼむのです。

しかし、その人の視神経にとって高い眼圧が長い間続くと、視神経が圧迫され萎縮《いしゅく》して陥凹が深くなり、拡大します。これを「視神経乳頭陥凹拡大」といいます。

視神経乳頭陥凹拡大は緑内障の代表的な眼底所見ですが、その視神経乳頭陥凹の大きさには個人差があり、生まれつき小さい人もいれば、大きい人もいます。

したがって、視神経乳頭が大きく見えても正常なこともあり、逆に小さく見えても

視神経乳頭陥凹拡大

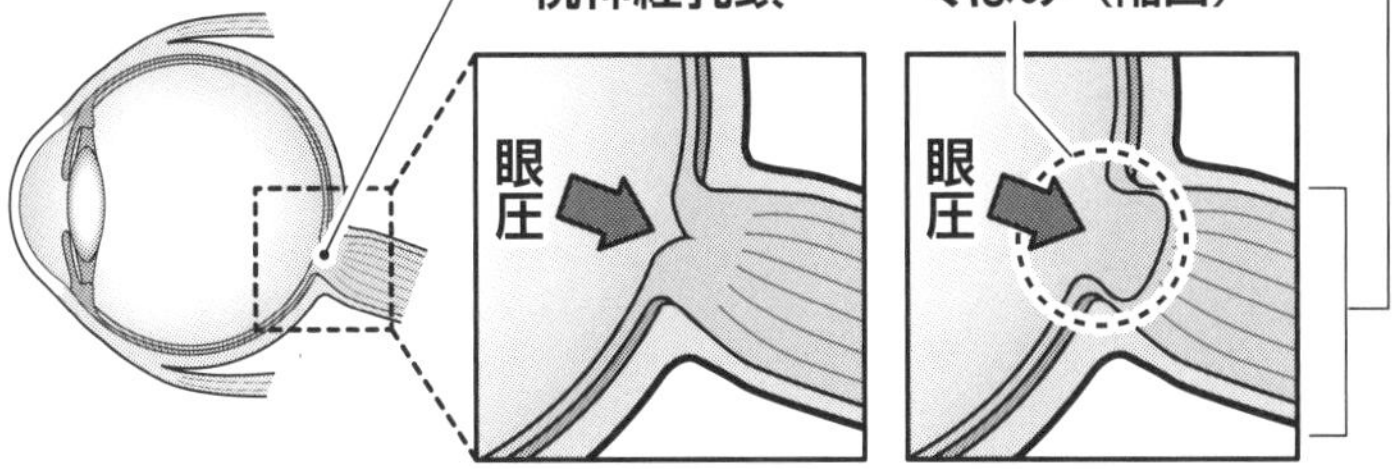

緑内障の場合があります。

視神経乳頭陥凹拡大があっても、視野が欠ける、見えづらいといった症状は現れません。そのため、眼底検査で視神経乳頭陥凹拡大と診断されても、放置する人がいます。万が一、緑内障だとしたら、放置すると病気はどんどん進行していき、最悪の場合には失明します。

視神経乳頭陥凹拡大と診断されたということは、緑内障の疑いがあるということですから、その後に必ず治療の必要があるかどうかの精密検査を受けてください。

そうしないと、せっかく早期発見できたチャンスをうまく生かせないことになります。

（中元兼二）

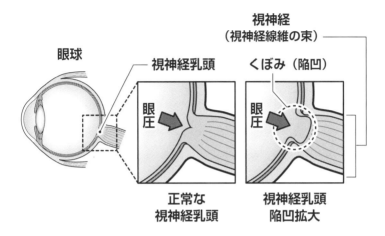

Q43 視神経乳頭陥凹拡大を指摘されたら、次に行くのは眼科クリニック？ それとも大学病院？

視神経乳頭陥凹《かんおう》拡大と指摘されたということは、緑内障の可能性があるという意味です。緑内障は内科でいえば高血圧や糖尿病のような慢性疾患《しっかん》です。数回の治療で終了するというタイプの病気ではありません。

緑内障だと診断されたら一生、通院して治療を続ける必要があります。

そのため、自宅や職場から通いやすい、一般の眼科クリニックを受診し、通院治療をするのが望ましいと思います。

治療をする中で、眼科クリニックの医師が通常の検査で診断が困難な場合や、手術が必要と判断した場合に、総合病院や大学病院を紹介してくれるのが一般的です。

なお、緑内障にかぎらず、クリニックの紹介状なしに総合病院や大学病院などを受診すると、初診料に特別料金が割り増しされることがあります。

まずは、自分にとって通いやすい眼科クリニックを探して、受診しましょう。

（中元兼二）

Q44 眼科で行う緑内障の診療の進め方を教えてください。

すべての病気の最初は、問診（Q45を参照）です。問診に次いで視力検査、目の前のほうを観察する細隙灯顕微鏡《さいげきとうけんびきょう》検査（Q46を参照）、数ある緑内障の原因を調べるために隅角《ぐうかく》検査（Q48を参照）、眼圧検査（Q47を参照）、眼底写真あるいはOCT検査（光干渉断層計。Q51を参照）などを行います。

こうしたすべての検査結果をもとに、総合的に判断し、緑内障なのか、あるいはほかの目の病気なのか、それとも目に問題はないのかなどを診断します。

緑内障には、複数のタイプ（病型）があります。タイプにより進行のしやすいもの（閉塞《へいそく》隅角緑内障や落屑《らくせつ》緑内障〈水晶体や隅角などに付着するフケ状物質によって引き起こされる緑内障〉など）や、点眼治療からではなく手術治療をまず行わなければならないもの（閉塞隅角緑内障）などさまざまです。よって、緑内障と診断した場合は、どういうタイプなのか、どれくらい進行しているのかを検討します。そのうえで、その人に合った治療方針を立てて、治療に入っていきます。

（中元兼二）

Q45 緑内障の初診時は問診があると聞きました。何を聞かれますか？

問診では、必ず自覚症状について聞かれます。字がかすむ、見えにくいといった症状があったら医師に伝えてください。

緑内障においては、自覚症状に加えて緑内障の家族歴が重要となります。緑内障の血縁者がいる人は、そうでない人に比べ、緑内障を発症しやすいことがわかっているからです。

そのほか、次のようなことが聞かれます。

- これまでに目の病気やケガをしたことがあるか
- 現在あるいは過去に高血圧や糖尿病、心臓病、呼吸器疾患《しっかん》にかかったことがあるか
- これまでに飲み薬や点眼薬、注射などで具合が悪くなったことがあるか
- 現在、使っている薬はあるか

これまでに目の病気や体の病気があれば、いつ、どんなことがあったかをメモしておき、初診時に持参すると問診がスムーズに進みます。

（中元兼二）

緑内障の問診の例

①自覚症状があるか。

□ 見えにくい（遠く・近く）
□ かすむ　□ 強度の近視がある
□ 視野の中に欠けて狭まっているところがある
□ その他（　　　　　　　　　　　　　　　　　　）

②症状が出たのはいつからか。

（　　　　　　　　　　　　　　　　　　　）から

③緑内障の血縁者がいるか。

□ いない　□ いる：（　　　　　　　　　　　　　）

④これまでに目の病気やケガをしたことがあるか。

□ ない　□ ある：病名（　　　　　　　　　　　　）

⑤これまでに次の病気にかかったことがあるか。

□ ない　□ ある：高血圧・糖尿病・心臓病・呼吸器疾患・アレルギー疾患（花粉症・鼻炎・ぜんそく・アトピー性皮膚炎）

⑥これまでに飲み薬や点眼薬、注射などで具合が悪くなったことがあるか。

□ ない　□ ある：薬品名（　　　　　　　　　　　）

⑦現在、使っている薬はあるか。

（　　　　　　　　　　　　　　　　　　　　　　）

⑧その他、知らせたいことなど。

（　　　　　　　　　　　　　　　　　　　　　　）

※上記は一例です。医師によって質問内容は異なります。
※医師に目の状態を正確に診断してもらうために、事前にメモして眼科に持っていくのがおすすめです。

Q46 細隙灯顕微鏡検査とはどのような検査ですか？何がわかりますか？

　緑内障には、純粋に眼圧が高い、あるいは視神経が弱いために発症する原発緑内障と、ステロイド薬（副腎《ふくじん》皮質ホルモン）や目の炎症などほかに原因があって眼圧が上昇して発症する続発緑内障（Q14を参照）があります。この両者を見分けるには主に目の前のほう（前眼部・中間透光体）を観察することでわかります。そのために行われるのが細《さい》隙灯顕微《げきとうけんび》鏡《きょう》検査です。

　検査は部屋を暗くして行われます。額とあごを固定した患者さんの眼球に、細い光を当てて顕微鏡を通して観察します。強い光を当てるためまぶしく感じるかもしれませんが、できるだけリラックスして両目を開けましょう。検査は痛みはなく、短時間ですみます。

（中元兼二）

細隙灯顕微鏡検査とは

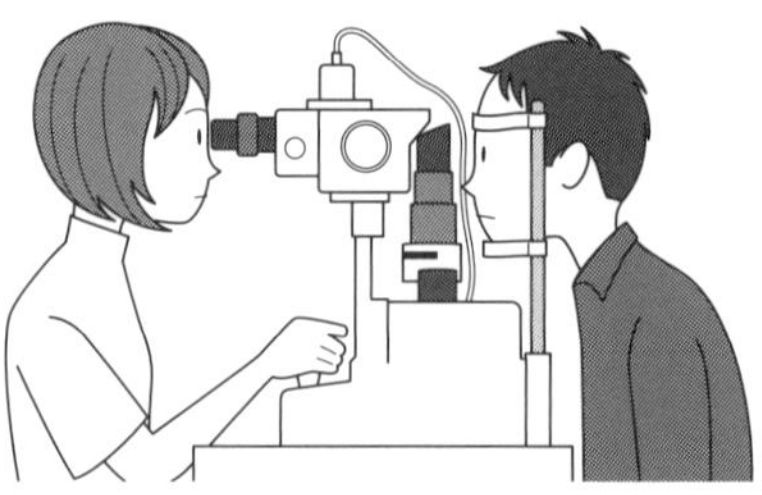

　細隙灯というスリットランプからの細い光で眼球を照らし、顕微鏡で拡大してくわしく調べる。

Q47 眼圧検査とはどのような検査ですか？

眼圧とは眼球内を満たす房水《ぼうすい》によって生じる水圧のことで、ボールでいうと硬さに相当します。

日本人の眼圧の正常域は10～20㎜Hgとされていますが、実は人によって正常値は異なります。そのため、まずは患者さん一人ひとりの治療前の眼圧値を十分に把握することが大事です。その後、視野障害の程度に応じて目標の眼圧を緑内障診療ガイドラインに準じて設定し、点眼薬による治療を開始します。

眼圧測定機器にはいくつかあり、主に非接触型（目に空気を当てるもの）、リバウンド式（目に針を当てるもの）、接触式（ゴールドマン圧平眼圧計）があります。簡単に説明します。

●**非接触型…**瞬間的に目の表面に空気を吹きかけます。空気が目の表面に当たると、角膜（黒目の部分）がわずかにへこんでもとに戻ります。そのへこみ具合から眼圧を調べるものです。ほんの一瞬、空気を目に当てるので、少し驚くかもしれませんが、痛みは全くありません。

眼圧検査の種類

●非接触型

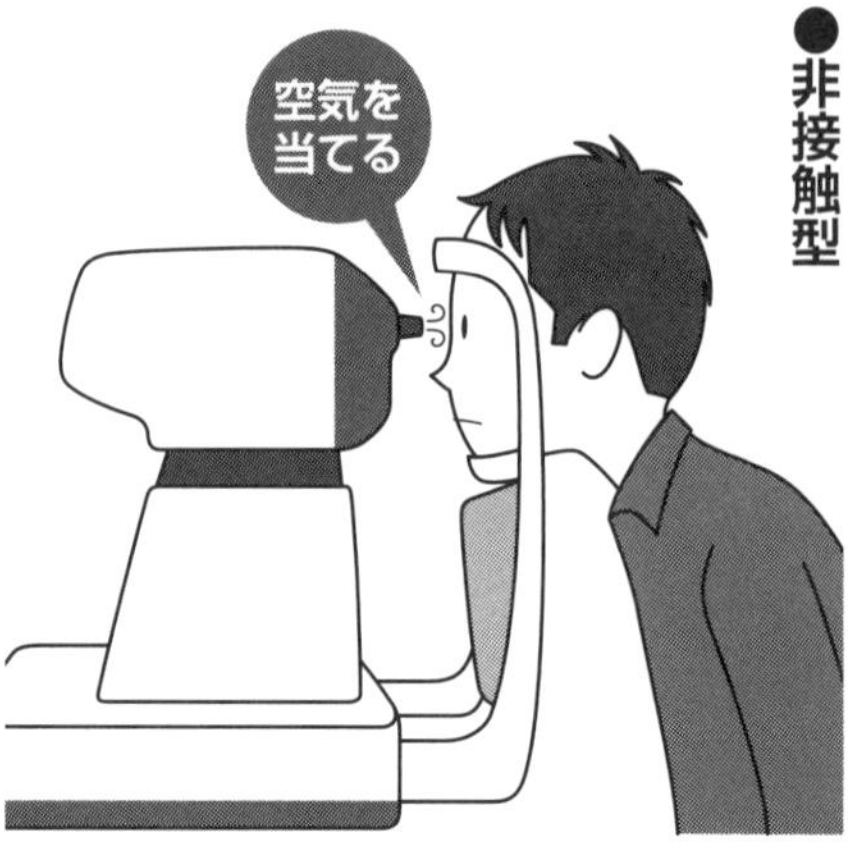

●リバウンド式

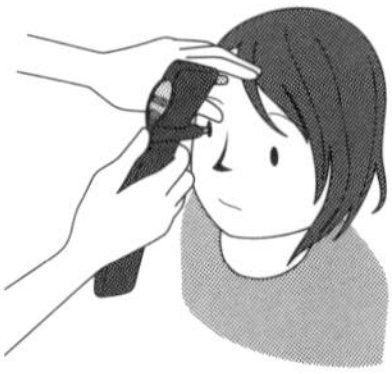

●接触式

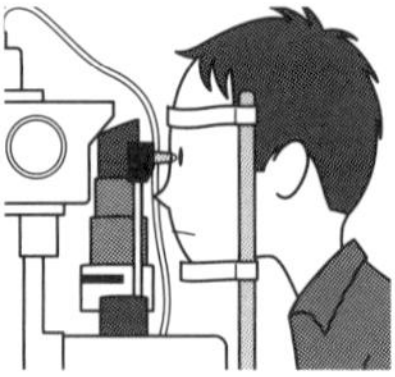

●リバウンド式…磁気を利用し、特殊な針が目の表面の角膜に当たってはね返る速度から眼圧を測る機器です。角膜は敏感な組織で、通常は触れただけでも痛みを感じますが、リバウンド式は瞬間にしか針が角膜に触れないため痛みはなく、麻酔は不要です。

●接触式…細隙灯顕微鏡《さいげきとうけんびきょう》（Q46を参照）にセットされた眼圧計のチップを角膜に当てます。チップと接触面が一定の面積になるまで圧迫していき、このときの圧力を測定します。現在、最も正確に眼圧を測れる方法といわれています。事前に点眼麻酔を行うので、チップが角膜に触れても痛くありません。

これらの眼圧測定機器の中から、患者さんに合ったものを利用します。

（中元兼二）

Q48 隅角検査とはどのような検査ですか？

隅角《ぐうかく》とは、房水《ぼうすい》の排水口のことで、その先に線維柱帯《せんいちゅうたい》があります。線維柱帯が周辺の虹彩《こうさい》（茶目の部分）や炎症などで閉じてしまうと、房水が眼球内にたまり、眼圧が上がります。

隅角検査は、隅角鏡と呼ばれる特殊なレンズを角膜（黒目の部分）に乗せて、細隙《さいげき》灯顕微鏡《とうけんびきょう》（Q46を参照）で拡大しながら、線維柱帯の状態を確認する検査です。

緑内障の原因が原発か続発か、さらに原発緑内障なら、房水の排水口の隅角が閉塞《へいそく》する「閉塞隅角緑内障」か、見た目では閉塞もなく正常に見える「開放隅角緑内障」かを見分けることができます。

隅角鏡が角膜に当たりますが、点眼麻酔をするため、痛みを感じる心配はありません。

ただし、隅角鏡にスコルピゾルという、どろっとした角膜保護薬を塗るので、検査が終わったあと、しばらくは目にどろどろした感じが残ります。

（中元兼二）

Q 49 視野検査とはどのような検査ですか？

視野検査は光の明るさや指標の大きさを変えて、見える範囲を確認する検査です。緑内障の診断において必須《ひっす》の検査で、進行判定においても最も重要な検査です。

検査を受ける人は座って機器の中をのぞき、中心を凝視しつづけながら、周辺に光が見えたらボタンを押す検査で、かなりの集中力を必要とします。

視野検査には、指標の大きさは変えず動かさずに、明るさのみを変えて検査する静的視野検査（ハンフリー視野検査）と、指標の明るさを変えて指標を動かしながら行う動的視野検査（ゴールドマン視野検査）があります。

視野検査とは

静的視野検査
（ハンフリー視野検査）

動的視野検査
（ゴールドマン視野検査）

2つの検査方法がある。

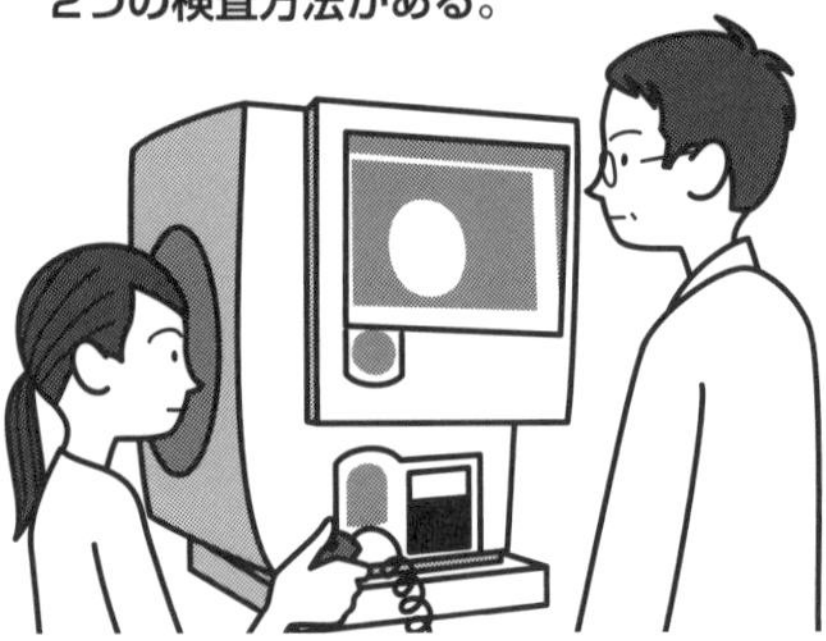

静的視野検査は、緑内障の初期の視野の異常を見つけるのに役立つ。

静的視野検査は、視野計の内側に顔を固定し、光が見えたら手に持っているボタンを押すことをくり返します。検査結果は、方眼紙上に並んだ点の形で示されます。

正常な人の場合、盲点（正式にはマリオット盲点という）と呼ばれる部分だけが黒くなります。ここには視神経乳頭があって、光を受け取る網膜の視細胞が存在しないため、もともと見えないのです。ところが、緑内障の人では、盲点以外にも黒い部分が多くなります。特に、緑内障の初期には、眼の中心をやや外れたところに暗点（見えない点）が認められます。

静的視野検査は中心部の視野をくわしく調べることができるため、緑内障の早期発見に役立ちます。

動的視野検査は、視野計の内側に顔を固定し、上下・左右から中心に向かって移動する光や、明るさの異なる光が見えるたびに、ボタンを押します。検査結果は地図の等高線のような曲線になります。かつて動的視野検査では、検査員が手で光を操作していたため、結果が検査員の技量によって左右されることがありました。しかし、最近はコンピュータ制御を用いた視野計が普及して、検査員の技量の影響が少なくなっています。

動的視野検査は、視野全体のパターンを評価することができます。

（中元兼二）

視野検査の結果

■ 静的視野検査（ハンフリー視野検査）の結果（※左目の例）

静的視野検査では、見えにくい部分ほど暗く表示される。
正常な人でも中心より外側（耳側）に光を感じない盲点がある。

▼ 正常な人の視野の例

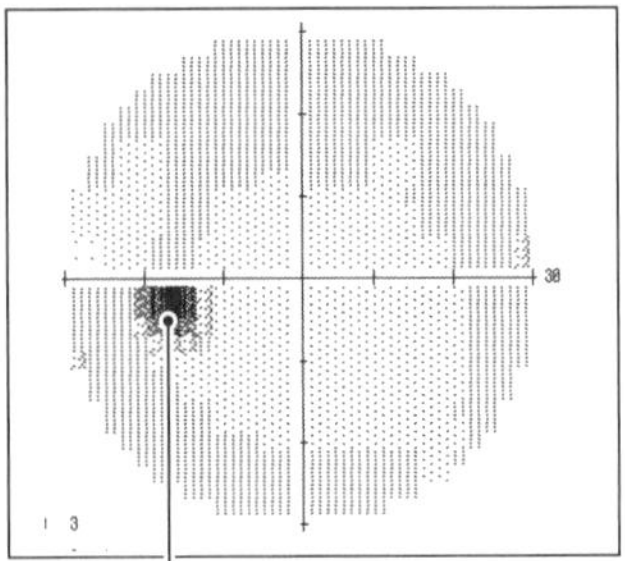

盲点

▼ 後期緑内障の人の視野の例

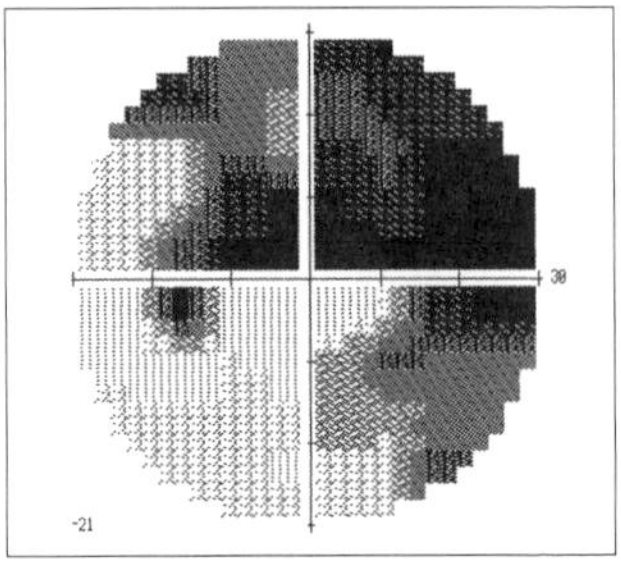

この後期緑内障の人の視野では、上方の視野に加え、鼻下にも異常がある。

■ 動的視野検査（ゴールドマン視野検査）の結果（※左目の例）

動的視野検査では、見える範囲が等高線のような曲線で表示される。
中心より外側の黒く塗りつぶされているところが盲点である。

▼ 正常な人の視野の例

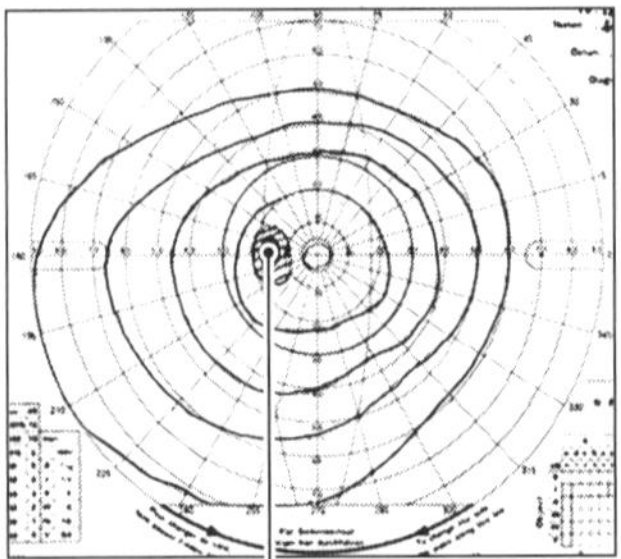

盲点

▼ 後期緑内障の人の視野の例

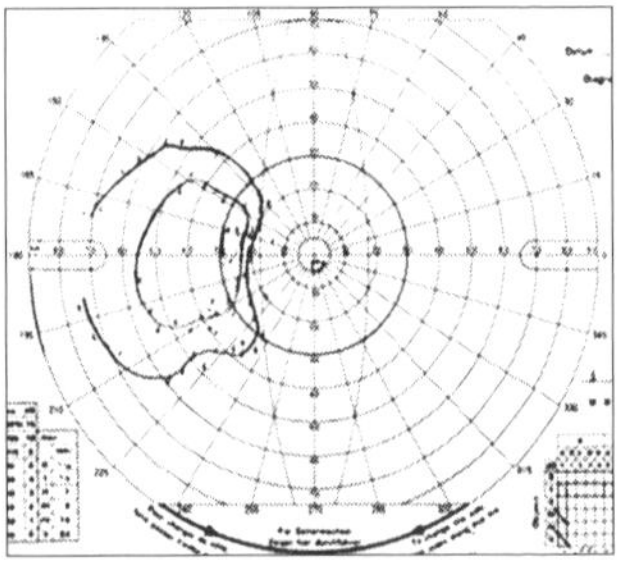

視野は中心と耳側周辺しか残っていない（太線部分）。

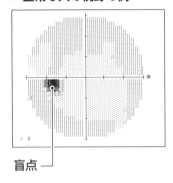

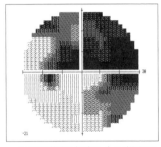

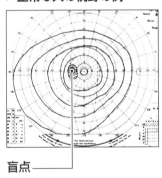

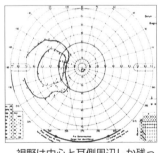

Q50 視野検査はどのくらいの頻度で受けるべきですか？

視野検査は集中力を要する大変繊細な検査で、検査を受ける人の体調や疲労などにより、結果が大きく変わります。初回の視野検査では、検査を受ける人が緊張しがちで、そのうえ慣れていないため、２回め以降のほうがいい結果が出る傾向が見られます。

こうしたことから、正確なデータを得るためには3回以上の測定が必要といわれています。

最初のうちは3～4カ月に1回、慣れてきたら半年に1回程度測定することが推奨されていますが、患者さんの病状などに合わせて検査間隔を設定しているのが現状です。

また、静的視野検査にも複数のプログラムがあり、患者さんに合わせて行っています。

（中元兼二）

Q51 緑内障の疑いがあるならOCT検査を受けるべきといわれました。どんな検査ですか？

従来の眼底検査は、目のフィルムに当たる部分の網膜表面の状態を検査していました。一方、OCT検査（光干渉断層計）は、赤外線を利用して網膜の断面を画像化し、立体的に見ることができます。網膜の厚さを正確に測定でき、視神経線維の減少も観察できます。さらに、目から脳へとつながる視神経乳頭のへこみ具合も測定できます。ただし、網膜の厚さや視神経乳頭のへこみなどは個人差があるため、OCT検査だけで緑内障の診断はできません。OCT検査はあくまでも補助検査です。

しかし、OCT機器の進歩は目覚ましく、特に日本人に多い強度近視やごく初期の視神経の欠損のような、緑内障専門医でも眼底検査や眼底写真では判定できないような緑内障の変化を鮮明に検出することが可能です。そのため、緑内障の疑いがあるならOCT検査は受けるべきといえます。逆に、緑内障ではないのにあたかも緑内障のような変化（OCT緑内障とも呼ばれる）もときに見られ、解釈には医師の知識と経験が不可欠です。

（中元兼二）

Q52 前視野緑内障と診断されました。これはなんですか？

緑内障は視神経乳頭陥凹《かんおう》の変形により、そこを通る視神経線維という眼内に入った光の情報を脳に伝える導線が徐々に圧迫死して少なくなる病気です。それに伴い、視野が欠けて狭まります。現在の精密な視野検査をしても、実は視神経線維の４割を失って、初めて異常が検出されます。視神経線維の消失のほうが視野異常より先行するため、視神経線維の状態を把握すれば、より初期に緑内障を発見できます。

ＯＣＴ検査（光干渉断層計。Ｑ51を参照）は網膜を立体的に映して、厚みが測定できます。視神経が消失すると厚みは減るため、ＯＣＴ検査は視野検査よりも、より初期の緑内障を捉えられます。しかし、問題は、そのような視神経線維の少ない消失は緑内障以外の病気でも見られることです。そのため、現時点では、視神経線維の消失に見合う緑内障特有の視野異常がないかぎり緑内障と診断しないことになっています（緑内障診療ガイドライン〈第４版〉）。**そこで、かぎりなく緑内障の眼底所見があるけれども、視野異常を伴わない状態を「前視野緑内障」といいます。**

（中元兼二）

Q53 医師から緑内障手術をすすめられました。受けるべきですか？

緑内障は一般的に点眼治療から開始しますが、房水《ぼうすい》の排水口である隅角《ぐうかく》が閉じた閉《へい》塞《そく》隅角緑内障あるいは小児緑内障では手術を先に行います。

また、最近では開放隅角緑内障などでも、2～4剤併用の点眼治療の前に、レーザー治療や患者さんの体への負担が軽い低侵襲《ていしんしゅう》の緑内障手術（MIGS《ミグス》と呼ばれる。Q100を参照）を行うこともあります。

以前は、手術は失明を免れるための最終手段という考えが強くありました。しかし、近年は、それとはだいぶ違ってきているように思います。

手術、レーザー治療のいずれも、感染症などそれなりのリスクがあり、またそれぞれにメリット、デメリットもあります。

医師から手術をすすめられた場合、ほかの選択肢がないかを確認し、自分の年齢なども考慮して、十分納得してから受けるべきです。

（中元兼二）

Q54 信頼できる眼科医の見分け方を教えてください。特に緑内障の場合の良医の選び方は？

緑内障はよほど眼圧が高くなければ、一気に進まない病気です。通常、自分に合った眼科医を探す時間はあるでしょう。ただし、生涯、ずっと通院しつづけなければならないので、通いやすいクリニックや病院を選ぶほうがよいと思います。

眼科医とは長いつきあいとなるので、お互いに信頼関係を築ける、相性のいい、いわゆる「ウマが合う」医師を見つけることも大切です。

また、「話を十分に聞いてくれる」「病気や治療法、薬などについて、わかりやすい言葉で説明してくれる」ことも大切です。

眼科といってもさまざまな分野があるので、日本緑内障学会の会員であることは、選ぶさいの一つの目安になるといえます。

日本緑内障学会は緑内障に関する基礎的、臨床的研究を行う学会です。希望すれば誰もが入会できるわけではなく、理事審査をパスした眼科医が入会を許されます。２０１８（平成30）年12月現在、２、２９４名の会員がいます。

（中元兼二）

Q55 セカンドオピニオンを受けてもいいですか？ その場合、眼底写真などは引き取れますか？

セカンドオピニオンを受ける時期としては診断された直後や、手術前が多いと思いますが、心配があればいつ受けても差し支えありません。ただし、注意点があります。

セカンドオピニオンには公的医療保険は適用されません。全額自己負担です。

長期に診察してきた主治医はその患者さん特有の緑内障の進み方や、性格や生活なども十分把握していますが、セカンドオピニオンを担当する医師は、診療情報提供書に書かれている情報しかわかりません。そのため断片的、かつ、横断的な情報のみから判断した意見しか述べられません。また、私の経験では、患者さんは自身の考えにより近い医師の意見に耳を傾ける傾向があります。例えば、手術についてのセカンドオピニオンでは、手術をしたくない場合、手術をする必要はないと話した医師の意見を取り入れる傾向があります。その点に注意してセカンドオピニオンを受けてください。資料については、医療機関により提出できる検査所見が異なります。眼底写真も写真プリントに印刷し提供する医療機関とそうでないところがあります。（中元兼二）

第4章

治療についての疑問 12

Q 56 緑内障の治療は、何を目的に行うのですか？

緑内障は、視神経の障害により視野が欠けて狭まっていく病気です。障害を受けた視神経は、現在の医療ではもとに戻すことはできません。しかし、放置すると視神経の障害はますます進み、視野の欠けも広がって見えづらくなり、転倒の危険が増すなど生活に支障をきたすようになります。

緑内障の治療の目的をズバリ申しますと、**「生活に支障をきたさないように進行を抑えること」、「視覚の質（quality《クオリティ》 of《オブ》 vision《ビジョン》：QOV）と生活の質（quality《クオリティ》 of《オブ》 life《ライフ》：QOL）を維持すること」**です。

現在、緑内障に対する治療のうち、エビデンス（科学的根拠）に基づいた、最も確実な方法は眼球内の圧力、すなわち眼圧を下げることです。これにより、病気の進行をゆるやかにできることが証明されています。

緑内障の治療には、点眼薬などによる薬物療法、レーザー治療、外科的手術の三つがあります。緑内障のタイプや視野の欠けの程度、年齢などを考慮して、その人に合った治療法で眼圧下降を図ります。

緑内障治療の目的

進行を抑えて、「視覚の質」「生活の質」を維持すること

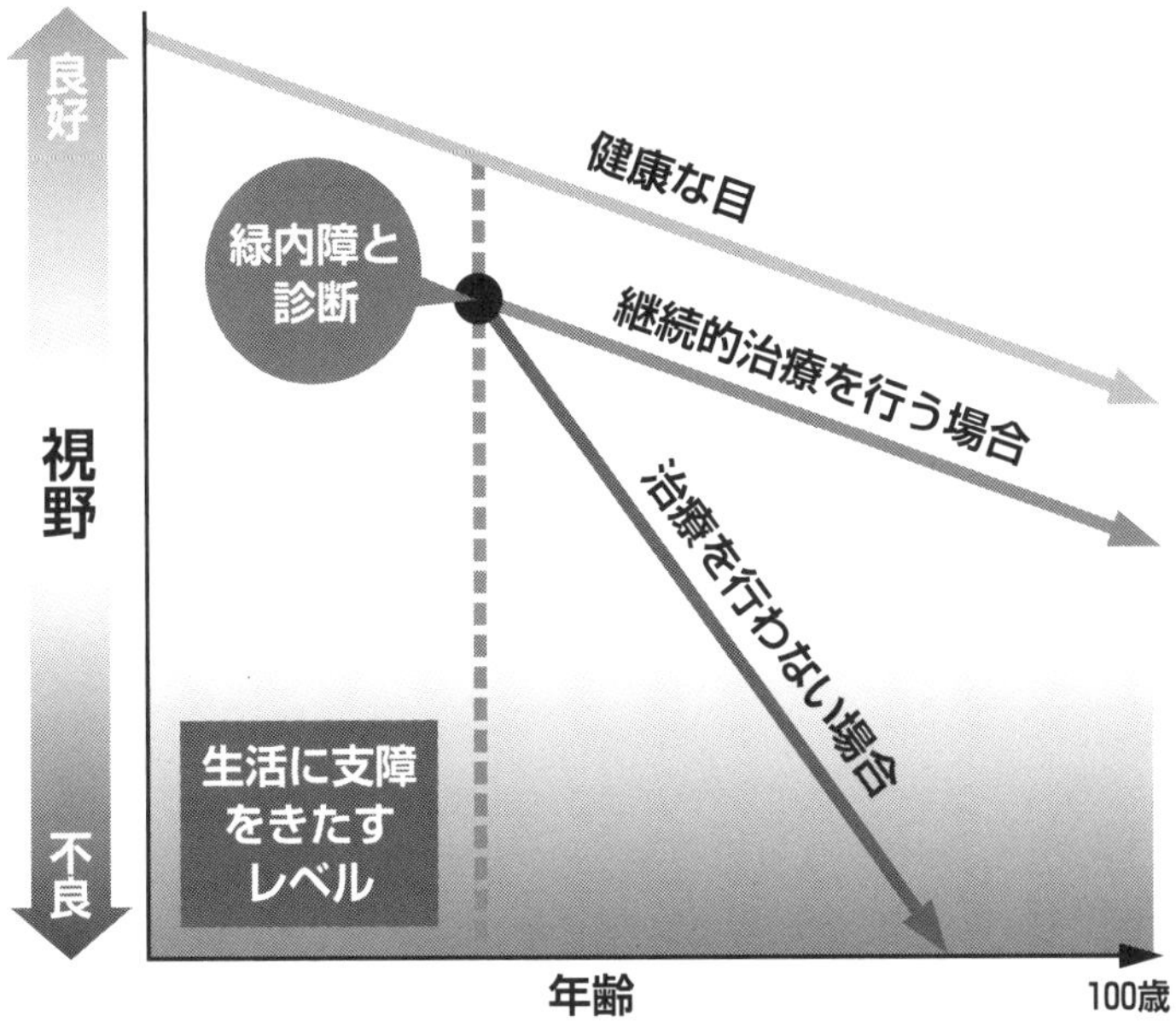

出　典：Annual Meeting of the American Academy of Ophthalmology, 16 November 2003,Anaheim.California,USAより改変

薬物療法では、複数の点眼薬を併用することがありますが、併用する数が多くなればなるほど、副作用の危険も高まります。そのため、必要最小限の薬剤で最大の効果を得るようにすることが治療の原則となっています。

また、続発緑内障（Q14を参照）のように、眼圧上昇の原因が治療可能な病気の場合は、眼圧を下げる治療に加え、その病気に対する治療も行います。

（富田剛司）

Q57 眼圧を下げると、どのように目にいいのですか？

緑内障については、これまで国内外のさまざまな研究から、どんなタイプの緑内障であっても、また、どんな進行度であっても、眼球内の圧力である眼圧を下げることが進行予防に有効であることが明らかになっています。

例えば、海外の研究では、**眼圧を1㎜Hg下げると、緑内障の進行リスクは10％減少することが示されています。**

また、同じく海外の研究ですが、眼圧が高く緑内障の発症リスクがある1637例を、無作為に薬物療法を行った群と、治療を行わなかった群に分け、5年間観察して緑内障の発症率を検討しました。薬物療法を行った群では、眼圧を24㎜Hg以下、かつ治療前の眼圧から20％以上眼圧を下げる治療を行いました。

その結果、**眼圧を下げる治療をした群は、しなかった群に比べ、緑内障の発症リスクは半分以下だったという結果が出ています**（左ページのグラフを参照）。

緑内障の進行が遅くなれば、生活が不自由になるレベルの「視野の欠け」に到達する年齢を遅くできます。もし眼圧を下げる治療をしないでいると、どんどん視野の欠

眼圧を下げる治療と緑内障発症リスク

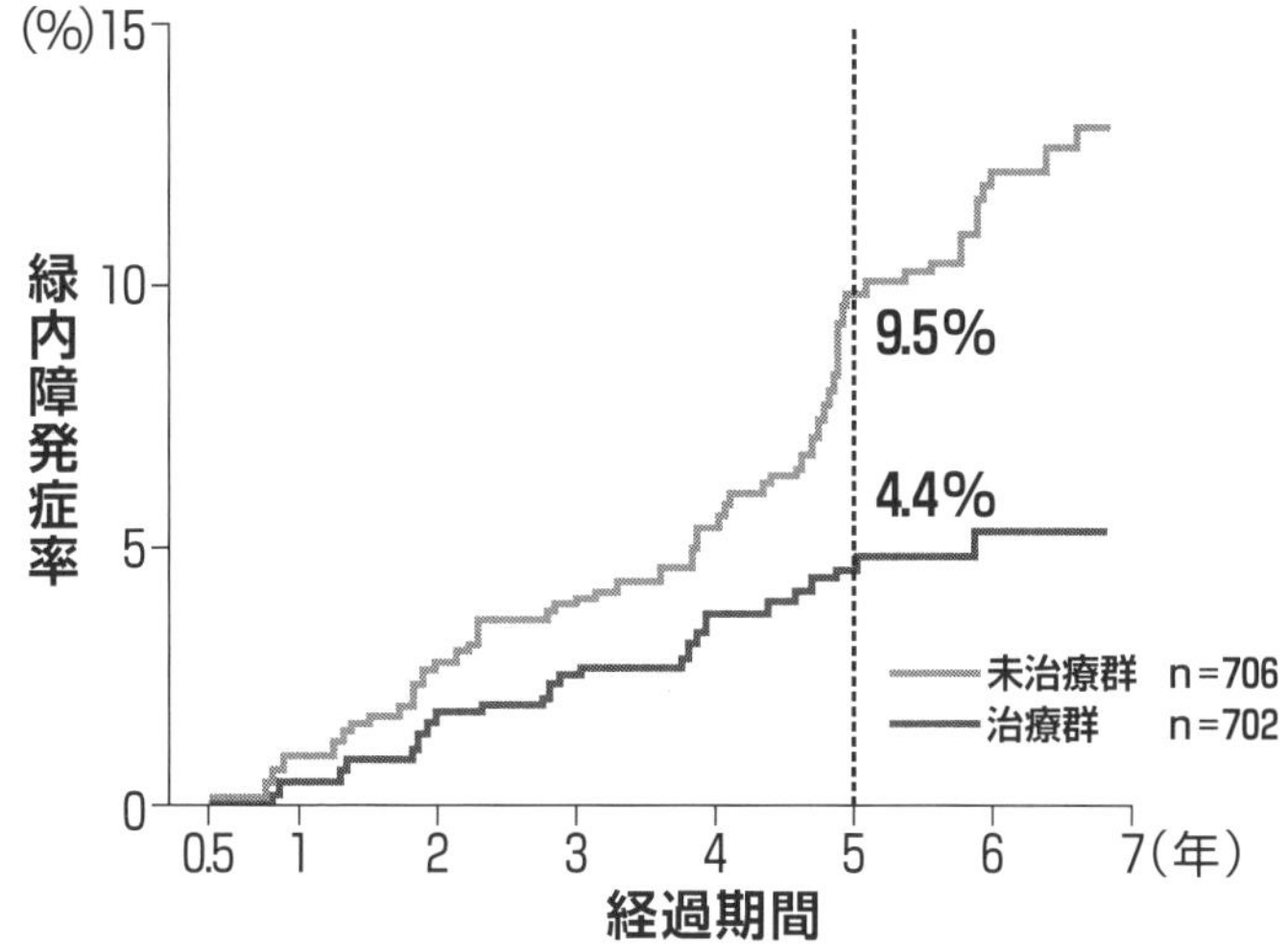

緑内障発症リスクの1637例を2群に分けて観察。５年後の緑内障の発症率は、治療群は未治療群の半分以下だった。

Kass MA,et al.:Arch Ophthalmol,120:01-713,2002

けが進みます。例えば、何もしなければ70歳で視野欠損により生活が不自由になる人が、眼圧を下げる治療をして進行を遅くすることで、80歳になっても、そうした生活の不自由を味わずにすむ可能性も出てきます。

緑内障と診断されたら、できるだけ早く治療を開始し、眼圧を下げる治療をすることが生涯、不便なく過ごせる可能性を高めるのです。

人生100年時代。いつまでもいきいきと過ごすためにも、緑内障治療は絶対に欠かせません。

（富田剛司）

Q58 正常眼圧緑内障の治療でも、基本は眼圧を下げる治療ですか？

正常眼圧緑内障（Q15を参照）は、日本人に最も多い緑内障のタイプです。

眼圧が正常域（10〜20㎜Hg）なのだから、正常眼圧緑内障の治療は必要ないのでは、と思う人もいるかもしれませんが、そうではありません。正常眼圧緑内障の人は視神経が弱いため、スピードはゆっくりではあるものの、視神経乳頭（視神経が眼球を出て脳へ向かう部位）の変化と視野の欠け・狭まりは進みます。

進行を抑えるには、正常眼圧緑内障であっても眼圧をより低く保つ治療が必要です。

正常眼圧緑内障の患者さんを、眼圧を30％下げることを目標に治療をした群と、何も治療を行わなかった群に分けて5年後の状態を比較した研究があります。その結果、治療をした群では約80％の人が進行が抑えられ、治療をしなかった群はその半分の約40％しか進行を抑えられなかった（つまり、約60％の人は進行した）との報告が出されています（表1）。また、正常眼圧緑内障を含む開放隅角《ぐうかく》緑内障は、治療を初期から始めたほうが、進行がより抑えられることもわかっています（表2）。

正常眼圧緑内障で眼圧を下げるのに有効な治療法は、点眼薬による治療です。

緑内障の点眼薬は、作用の異なるものが複数あります。通常は、１種類を選んで点眼してもらい、効果を評価します。あまり効果がない場合には、同じ作用を持つ別の薬に変更したり、ほかの作用を持つ薬を追加したりしながら、その人に合った処方を見つけていきます。

さけなければならないのは、眼圧が正常域だから、症状が何もないからと治療を受けないことです。また、点眼薬による治療が始まったら、継続が大切です。みなさんの目を守ることができるのは、みなさん自身なのです。

（富田剛司）

表1 正常眼圧緑内障の眼圧下降の治療効果

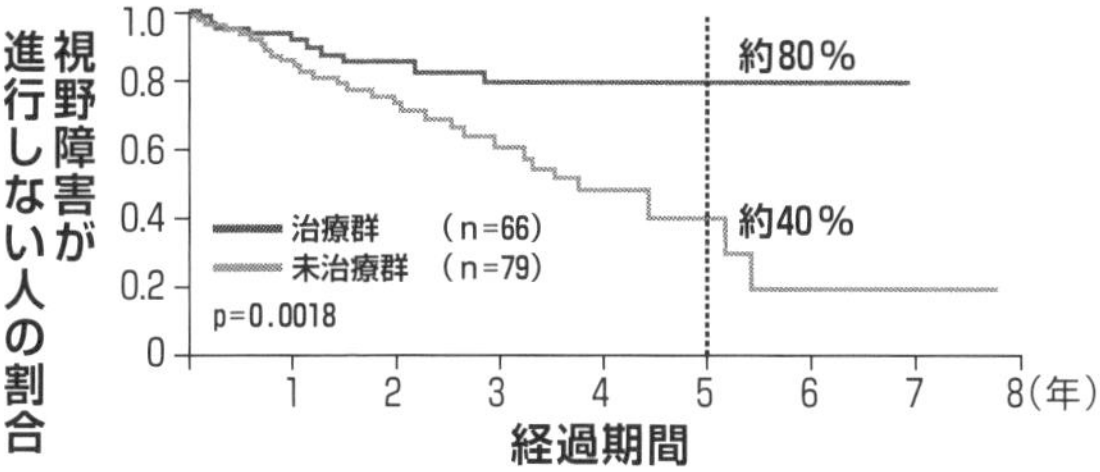

治療群は30％の眼圧下降を目標とした点眼薬による治療を行い観察。５年後、視野障害が進行しない人の割合は、未治療群の約２倍高かった。　Am J Ophthalmol,126(4):498-505,1998

表2 治療のスタート時期と治療効果

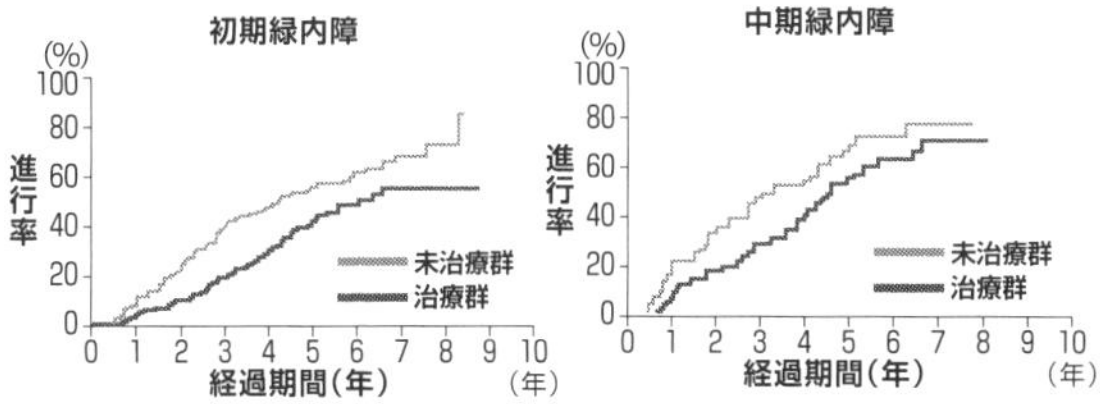

緑内障250例を治療群と未治療群に無作為に分け、眼圧下降治療の効果を検討。中期緑内障よりも初期緑内障のほうが進行がゆるやかになり、治療効果が高かった。

Heijl A,et al.:Arch Ophthalmol,120:1278-1279,2002

Q59 眼圧はいったいどのくらいの数値なら適正といえるのですか？

眼球内の圧力である眼圧の正常域は、10〜20㎜Hgです。これは、あくまでも集団を対象に出した数値で、そこには個人ごとの条件は含まれていません。眼圧が正常域より高くても、視野の欠けや狭まりがなく、視神経乳頭（視神経が眼球を出て脳へ向かう部位）にも異常を生じない人がいます（高眼圧症）。一方で、正常域であっても視神経が弱く、眼圧に耐えられない正常眼圧緑内障（Q15を参照）の人もいます。つまり、**適正な眼圧は一人ひとり違うのです。**

眼圧で問題になるのは、視神経の障害や、視野の狭まりなどの異常が生じることです。逆にいえば、これらの異常がなければ、その人の眼圧は適正かつ安全な状態にあると考えられます。血圧値が今、正常域であったとしても、将来は高血圧になることがあるのと同じように、今は適正な眼圧であっても、将来は眼圧が高くなって視野障害や視神経乳頭に異常が生じないとはかぎりません。定期的に眼科で検査をして、異常の早期発見に努めることが大切です。

（富田剛司）

Q 60
治療のさい、目標眼圧はどうやって決めるのですか？

例えば、眼圧が25㎜Hgで緑内障を発症する人もいれば、正常域内の15㎜Hgで発症する人もいます。ですから、一律に目標眼圧を正常域上限の20㎜Hgにする、というわけにはいきません。**目標眼圧は患者さん一人ひとりに合わせて決められます。**

そのためには、治療前の眼圧（ベースライン眼圧という）がどれくらいであるかを知る必要があります。

しかし、1回の眼圧測定ではベースライン眼圧は得られません。というのも、眼圧はとても変動しやすいからです。季節によっても、体位によっても、そして1日のうちでも変動（日内変動）します。季節では夏よりも冬のほうが眼圧が高く、日内変動では午前中は高くて夕方は低い人が多いことがわかっています。ただしこれも、すべての人に当てはまるわけではありません。

目標眼圧の出し方

（例）ベースライン眼圧が20㎜Hgの人が、30%減を目標眼圧とする場合

↓

20－(20×0.3)＝14㎜Hg

そこで、ベースライン眼圧を正確に得るために、一般的に、時間帯を変えて3回程度計測し、その平均値をその人のベースライン眼圧とします。

そのベースライン眼圧から、20％減、30％減を目標として設定します（実際には30％減を目標とすることが多い。目標眼圧の算出方法は105ページを参照）。

あるいは、初期例は19㎜Hg以下、中期例は16㎜Hg以下、後期例は14㎜Hgというように病期に応じて目標眼圧を設定することもあります。

ただし、こうした数値も絶対的なものではなく、視野障害が進んでいる人はより低い目標眼圧としたり、高齢者はそれほど低い目標眼圧にしないなど、患者さんの状態や年齢などを考慮して、一人ひとりに合った目標眼圧が定められます。

治療後も、その効果を調べるために定期的に眼圧を測定します。1眼のみに点眼して点眼していないもう一方の目の眼圧を比較することで、点眼薬の眼圧評価を見る**片側点眼試験**が行われることもあります。

経過観察の中で、例えば目標眼圧を達成していても進行が速く、将来、視覚の質（QOV）や生活の質（QOL）が悪化する可能性が大きい場合は、目標眼圧を低くするなど、この目標眼圧でよいかを適宜評価し、必要に応じて修正していきます。

（富田剛司）

Q61 眼圧を下げる以外の治療はしないのですか？

点眼薬によって眼圧を十分に下げても、視野が欠けたり狭まったりするケースがあります。

そのようなケースに対して、眼圧を下げる以外の治療法が必要ですが、現在のところ、有効性が科学的に証明されている治療法はありません。

はっきりと証明されてはいませんが、高血圧症の治療に使われるカルシウム拮抗《きつこう》薬が緑内障の視神経障害の進行を抑えたという研究報告が複数出ています。カルシウム拮抗薬は血管を拡張する作用があることから、カルシウム拮抗薬を緑内障の人に投与することで、目の血流が改善したり、カルシウムの視神経への過剰流入による視神経系の細胞死を抑えたりする可能性があります。

実際、臨床現場において、点眼薬で眼圧を下げても視野障害が進む人に対して、カルシウム拮抗薬が処方されることがあります。

しかし、その一方で、カルシウム拮抗薬を緑内障に用いる効果に対して疑問視する意見もあり、まだ結論にはいたっていません。

（富田剛司）

Q62 視野を広げる訓練などは効果がありますか？

視野を形成しているのは、視神経です。緑内障は視神経が障害を受けて、視野が欠けたり狭まったりする病気ですが、その障害を受けた視神経はもとに戻ることはありません。

したがって、**どんなに訓練をしても、欠けたり狭まったりした視野が改善することは残念ながらありません。**

緑内障が進行すると視力が低下してきますが、視力回復トレーニングはどうでしょうか。通常、視力回復トレーニングは近視に対して行われるもので、緑内障については、これもやはり効果は期待できないといえるでしょう。

緑内障の場合は、訓練でどうにかなるものではなく、薬物療法や手術、レーザー治療といった治療法で改善するしかないのが現状です。

（富田剛司）

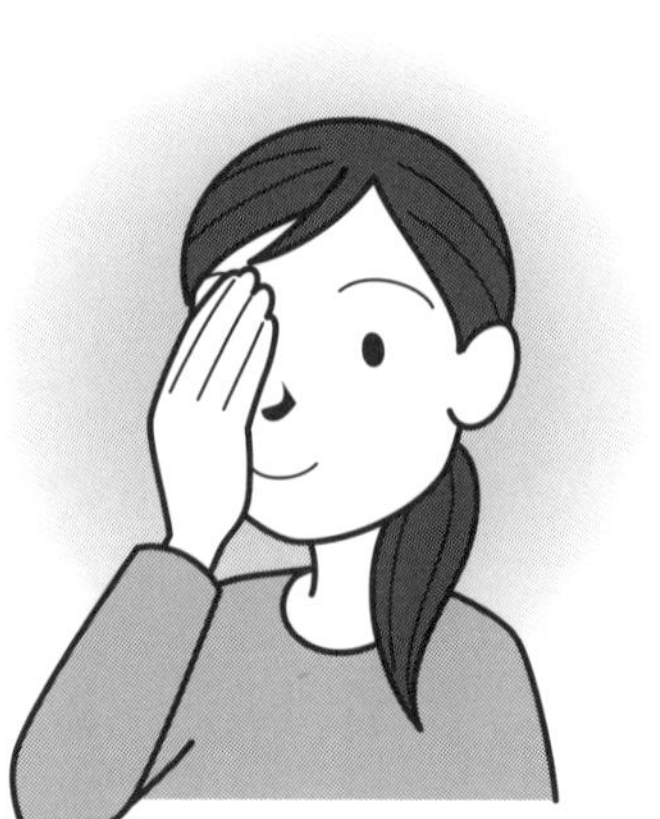

Q 63 緑内障になると眼科で主に行われるのはどんな治療法ですか？

緑内障の治療の基本は、薬物療法、レーザー治療、手術の三つです。

日本人に最も多い正常眼圧緑内障（Q15を参照）などの慢性緑内障では、目標眼圧（Q60を参照）を設定し、まず点眼薬によって眼圧を下げます。それでも眼圧が下がらないときは、レーザー治療で房水《ぼうすい》の排水口の隅角《ぐうかく》の先にある線維《せんい》柱帯《ちゅうたい》の目づまりを解消したり、手術で新しい排水口を作ったりして、余分な房水を眼球の外に流し出します。慢性型の閉塞《へいそく》隅角緑内障の場合は、レーザー光線で虹彩《こうさい》（茶目の部分）に穴をあけて、房水排出のバイパス（迂《う》回経路）を作ります。場合によっては、隅角を圧迫して閉塞の原因となっている水晶体を眼内レンズ（人工のクリアな水晶体）に置き換える白内障手術が行われることもあります。急性緑内障（Q19を参照）の場合は、先に薬で眼圧を下げ、レーザー治療を行います。

いずれにしても、残された視機能を維持するためには、生涯にわたっての治療が必要となります。

（富田剛司）

Q64 緑内障で飲み薬が処方されることはありますか？

点眼薬で眼圧が十分に下がらない場合や、急性緑内障（Q19を参照）で眼圧が非常に高い場合に、炭酸脱水酵素阻害薬のアセタゾラミド（商品名：ダイアモックス）という飲み薬が処方されることがあります。

眼圧は、眼球内を満たす房水《ぼうすい》の産生と排出のバランスがくずれて、房水が眼球内にたまると高くなります。その房水は毛様体《もうようたい》（茶目の部分である虹彩《こうさい》の後ろにある三角形の組織）で作られます。

毛様体には、眼圧調節を担う炭酸脱水酵素が分布しています。その炭酸脱水酵素の働きを妨げて毛様体で房水が作られるのを抑え、眼圧を下げるというのが炭酸脱水酵素阻害薬です。１日１～４錠服用します。

この薬は、眼圧を下げる効果は高いのですが、手足がしびれる、尿の回数が増えるといった全身性の副作用が起こることもあります。そのため、通常は短期間のみの使用となっています。

（富田剛司）

Q65 急性緑内障の場合、どんな治療を行いますか？

房水《ぼうすい》の排水口である隅角《ぐうかく》が狭く、房水を排出しにくくなっている閉塞《へいそく》隅角緑内障では、何かが原因で隅角がある日、突然閉じてしまうことがあります。これが急性緑内障です（Q19を参照）。

急性緑内障では、眼圧が数時間のうちに、40㎜Hg以上も急上昇します。この状態が続くと、数日で失明する危険が高まります。そのため、急いで眼圧を下げる治療が必要です。

まず、一度に複数の点眼薬が投与されます。また、炭酸脱水酵素阻害薬のアセタゾラミドという飲み薬（Q64を参照）**も使われます。**

急性の眼圧上昇が緩和されたのち、再度の急上昇を防ぐ目的で虹彩《こうさい》（茶目の部分）にレーザーで穴をあけて房水が流れ出るバイパス（迂《う》回経路）を作るレーザー虹彩切開術（Q87を参照）が行われます。これで多くの場合は、眼圧を下げることができます。しかし、角膜（黒目の部分）が腫《は》れていたり、角膜の混濁が強かったりしてレーザー治療ができない場合には、手術で虹彩に穴を開ける周辺虹彩切除術が行われます。

急性緑内障の治療の流れ

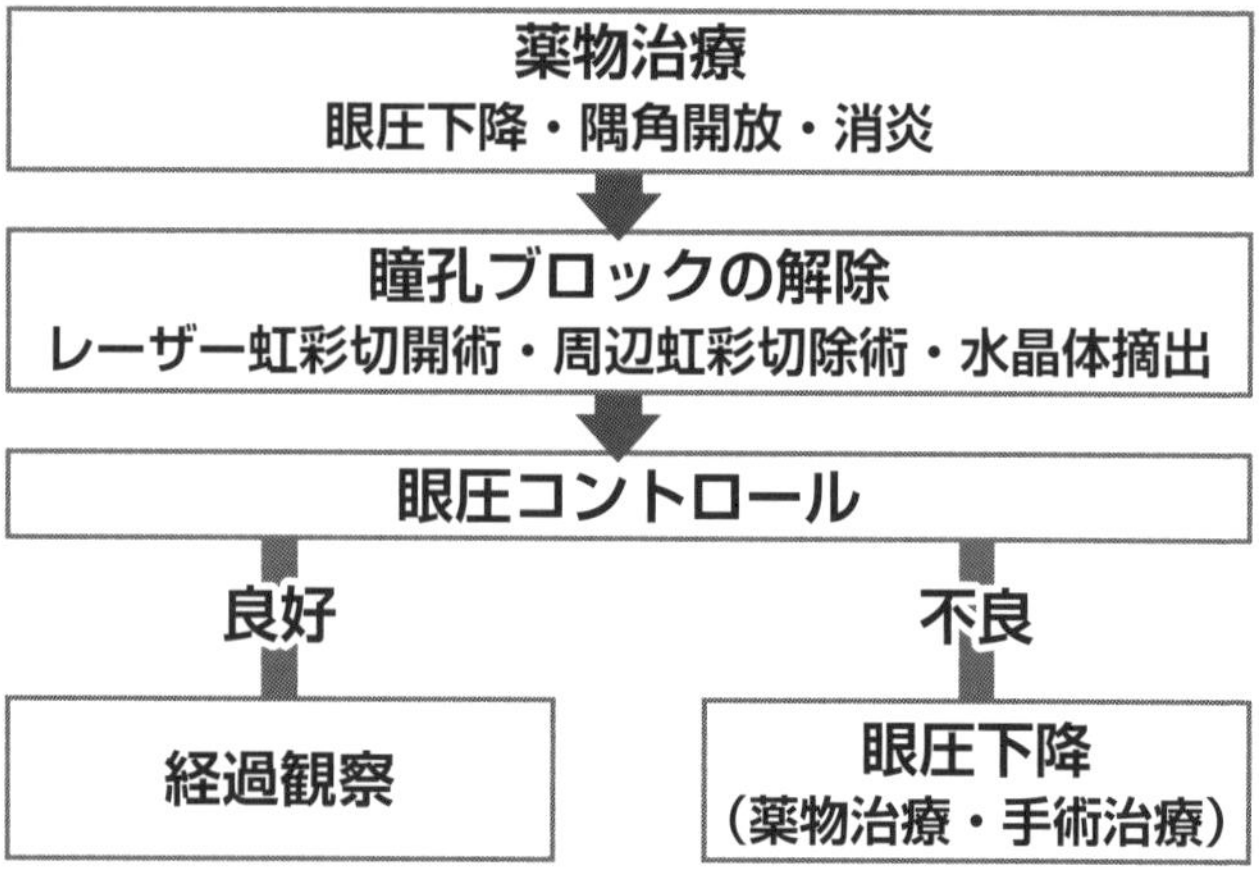

出典：緑内障診療ガイドライン（第４版）

急性緑内障の人はレンズに当たる水晶体が、分厚くなっています。レーザー治療後、あるいは場合によってはレーザー治療を行わずに最初から、分厚い水晶体を厚みが薄い人工眼内レンズに置き換える白内障手術が行われることもあります。

一方の目だけに急性緑内障が起こった場合、もう一方の目も急性緑内障が起こる確率が高いので、**緑内障が起こっていない目に対しても予防的にレーザー虹彩切開術が行われる場合があります。**

なお、眼科を受診して、偶然に、解剖《かいぼう》学的に隅角が狭いことが見つかる場合があります。この場合、急性緑内障を起こす可能性があるので、予防的にレーザー虹彩切開術を行うこともあります。

（富田剛司）

Q 66 緑内障の治療を受けるに当たり最も大切なことはなんですか？

最も大切なことは、患者さん自身が「自分の目は自分で守る」という意識を持ち、治療を続けることとです。「アドヒアランス」という言葉があります。アドヒアランスとは、患者さんが治療の必要性を十分に理解し、治療方針の決定に参加し、その治療を積極的に実行することをいい、今の医療界でとても重要視されています。

緑内障は、「アドヒアランスが不良」になりやすいといわれます。緑内障は基本的に、非常にゆっくりと進行していきます。しかも、自覚症状に乏しいため、点眼薬をさすのを忘れたり、途中で治療そのものをやめてしまったりする人が多いのです。治療をしないと、視野の欠けと狭まりが進む一方で、その先には失明という非常に深刻な事態が待っています。

逆に、治療を続けさえすれば、進行は抑制でき、失明することなく人生を全うできます。医師は、アドヒアランスが得られやすい薬剤を選択するなど工夫をします。しかし、患者さんが実行しないと、その工夫は無駄になります。

（富田剛司）

Q 67 鍼灸や整体院の治療が、友人には効果があったそうですが、私にも効きますか？

緑内障の確立された治療法は、今のところ眼圧を下げることのみです。

西洋医学においては、薬物療法、レーザー治療、手術で治療します。一方で、鍼灸《しんきゅう》などの東洋医学的なアプローチで眼圧を下げられないかという研究も行われています。例えば、正常眼圧緑内障（Q15を参照）の5人（10眼）に、太衝《たいしょう》、三陰交《さんいんこう》、足三里《あしさんり》など10カ所のツボに鍼刺激を行い、1、3、6、9カ月後に、それぞれの眼圧が有意に低下したという研究結果が報告されています。しかし、その報告も研究対象人数が少ないなど、エビデンス（科学的根拠）が十分ではありません。

したがって、友人に効果があったから、あなたにも絶対に効果があるとはいい切れません。鍼灸や整体を受けるにしても、西洋医学の一般的な治療を併用することをおすすめします。

（富田剛司）

●足のツボ

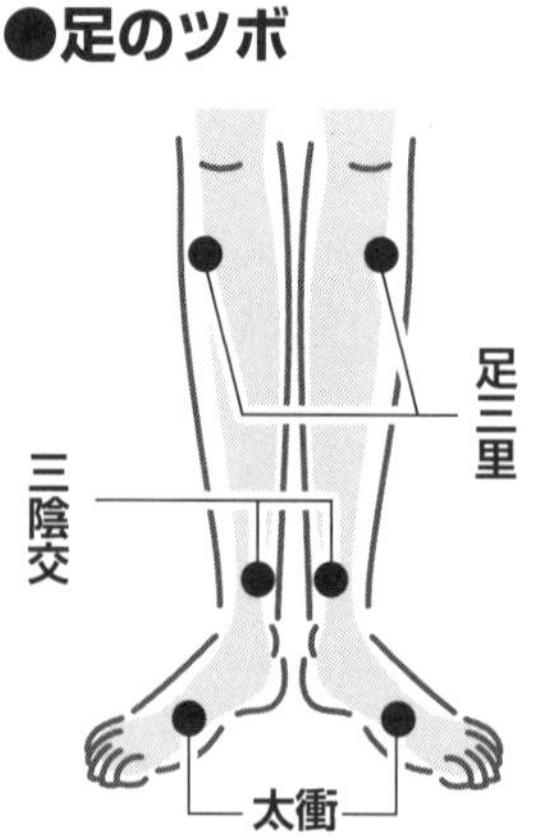

第5章

点眼薬（目薬）についての疑問 18

Q68 治療で使う点眼薬は多種類ありますが、どんな違いがあるのですか？

緑内障治療の第1選択肢である点眼薬には、実にいろいろな種類がありますが、そのどれもが眼圧を下げる目的で使われます。眼圧は房水《ぼうすい》の産生と排出のバランスで決まってくるので、眼圧を下げるためには、房水の産生を抑えるか、排出を促せばいいことになります。緑内障の点眼薬は基本的にこのいずれか、あるいは両方の働きをします。緑内障の点眼薬が多種類あるのは、働き方の違いや効く部位が異なるものが複数あるからです。

例えば、房水の産生を抑える代表的な点眼薬に、β《ベータ》遮断《しやだん》薬と炭酸脱水酵素阻害薬があります。どちらの点眼薬も目的は同じですが、目の中で働きかける部位が違います。

点眼の回数も1日1回でいいもの、2回のもの、2〜3回のものなどさまざまです。副作用も、それぞれの薬によって異なります。先発医薬品のほかに、ジェネリック医薬品（後発医薬品）もあります。こうした多種類の点眼薬の中から、その患者さんに適した点眼薬を選んでいきます。

（芝　大介）

Q69 具体的には点眼薬はどんなふうに分類されるのですか?

働きの違いで分類すると、①房水《ぼうすい》の産生を抑える点眼薬、②房水の排出を促す点眼薬、③①と②の両方の働きを持つ点眼薬の３種類に大別されます。

また、房水の排出は、排水口に当たる隅角《ぐうかく》を通る主ルートと、主ルートとは別に、眼球の一番外側にある強膜へと流れる副ルートがあり、房水の排出を促す点眼薬は、主ルートに働くか副ルートに働くかで分類されます。

①房水の産生を抑える点眼薬

β遮断薬《ベータしゃだんやく》…房水は目の中の毛様体《もうようたい》で作られますが、そのさい毛様体にあるβ受容体が深く関与しています。β遮断薬は、この受容体が働くのを遮断することで、房水の産生を抑えます。

炭酸脱水酵素阻害薬…毛様体で房水ができるさいに必要な、炭酸脱水酵素の働きを妨げます。

②房水の排出を促す点眼薬

交感神経非選択性刺激薬…線維《せんい》柱帯《ちゅうたい》の交感神経を刺激して、房水の流れを促します（現在はほとんど使われません）。

副交感神経刺激薬…瞳孔《どうこう》（黒目の中心部分）を小さくしたり瞳孔の奥の毛様体の筋肉を収縮したりすることで隅角と線維柱帯を広げ、房水を排出しやすくします。

イオンチャネル開口薬…房水の排出には、ある種のイオン（電荷を帯びた原子）が関係しています。線維柱帯に作用してイオンの通り道であるイオンチャネルを開くことで、房水の排出を促すと考えられています。

ROCK《ロック》阻害薬（Ｒｈｏキナーゼ阻害薬）…２０１４年に世界に先駆けて我が国で発売された新しいタイプの点眼薬です。房水排出の主ルートの、線維柱帯やシュレム管に多く存在するＲｈｏキナーゼという酵素の働きを直接阻害して、房水の排出を促します。

α_1《アルファワン》遮断薬…毛様体にあるα_1受容体を遮断して、副ルートへの排出量を増やします。

プロスタグランジン関連薬…毛様体の筋肉を収縮させ、副ルートからの房水排出を促すといわれます。

③房水の産生を抑え、排出を促す点眼薬

α_2《アルファツー》刺激薬…房水の産生や排出に関わる交感神経のα_2受容体の働きを活発にして、房

水の産生を抑えたり、副ルートからの房水排出を促します。

α1β遮断薬…毛様体にあるα_1受容体とβ受容体を遮断します。

（芝　大介）

※交感神経と副交感神経はいずれも自律神経（意志とは無関係に血管や内蔵の働きを支配する神経）の一種。交感神経は目を活動的にし、副交感神経は休息へと導きます。

緑内障の点眼薬の働くところ

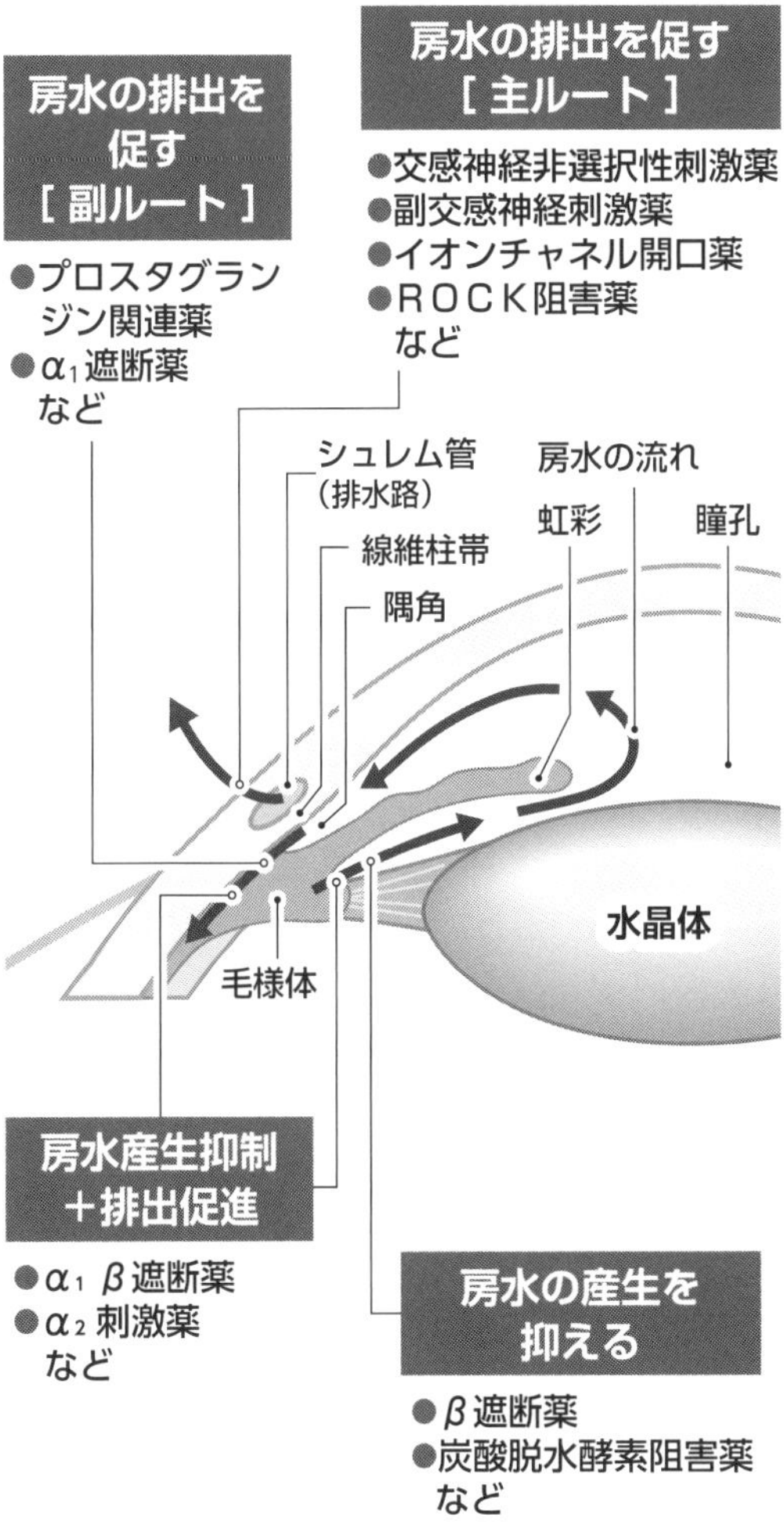

主な緑内障点眼薬とその特徴

効果	房水排出促進			房水の産生抑制＋排出促進	
	主ルート	副ルート			
分類	ROCK阻害薬	α_1遮断薬	プロスタグランジン関連薬	$\alpha_1\beta$遮断薬	α_2刺激薬
一般名（商品名）	●リパスジル塩酸塩水和物（グラナテック）	●ブナゾシン塩酸塩（デタントール）	●ラタノプロスト（キサラタン） ●トラボプロスト（トラバタンズ） ●タフルプロスト（タプロス） ●ビマトプロスト（ルミガン）	●ニプラジロール（ハイパジール、ニプラノール）	●ブリモニジン酒石酸塩（アイファガン）
目への主な副作用	●結膜アレルギー、充血、流涙、痛み、かゆみ、まぶたのただれ など	●結膜アレルギー、充血、流涙、痛み、かゆみ など	●結膜アレルギー、充血、流涙、痛み、かゆみ ●まつ毛が濃くなる、虹彩（茶目の部分）の色の変化、まぶたの黒ずみ、上まぶたのまわりのくぼみ など	●結膜アレルギー、充血、流涙（涙目）、痛み、かゆみ、まぶたのただれ など	
全身への主な副作用	少ない	血圧低下 など	少ない	徐脈（脈が遅くなる）、血圧低下、気管支ぜんそく、善玉コレステロールの低下 など	血圧低下 など

※緑内障診療ガイドライン（第4版）を参考に作成

主な緑内障点眼薬とその特徴

効果	房水産生抑制		房水排出促進 主ルート		
分類	β遮断薬	炭酸脱水酵素阻害薬	交感神経非選択性刺激薬	副交感神経刺激薬	イオンチャネル開口薬
一般名（商品名）	●チモロールマレイン酸塩（チモプトール、リズモン） ●カルテオロール塩酸塩（ミケラン） ●ベタキソロール塩酸塩（ベトプティック）	●ドルゾラミド塩酸塩（トルソプト） ●ブリンゾラミド（エイゾプト）	●ジピベフリン塩酸塩（ピバレフリン）	●ピロカルピン塩酸塩（サンピロ）	●イソプロピルウノプロストン（レスキュラ）
目への主な副作用	●結膜アレルギー、充血、流涙、痛み、かゆみ、まぶたのただれ など			●結膜アレルギー、充血、流涙、痛み、かゆみ ●暗くぼやけて見える など	●結膜アレルギー、充血、流涙、痛み、かゆみ ●まつ毛が濃くなる、虹彩の色の変化、まぶたの黒ずみ など
全身への主な副作用	徐脈、血圧低下、気管支ぜんそく、善玉コレステロールの低下 など	少ない	頻脈、血圧上昇 など	気管支ぜんそく など	少ない

Q70 眼科医は患者の何を見て、点眼薬を選んでいるのですか？

私たち眼科医は、緑内障の患者さんの「視野の欠けの程度」「視神経の障害の程度」「年齢」「生活環境」などを総合的に考えて、その人に合う点眼薬を選択します。

例えば、房水の産生を抑える点眼薬にβ遮断薬《ベータしゃだんやく》があります。これは、副作用としてぜんそくの悪化や心臓の拍動が遅くなる徐脈の発作を招くことが知られています。そのため、ぜんそくや心臓疾患《しっかん》の既往歴のある人には適しません。

緑内障の点眼薬は、長期にわたって使いつづけないと十分な効果は得られません。生活が不規則でさすのを忘れてしまいがちな人には、異なる2種類の薬剤を配合した薬を選ぶことで、点眼の回数を減らすといった処方を考えます。

基本的には最も副作用の少ない点眼薬から始め、経過を見ながら、点眼薬の継続・追加・変更などを行います。治療の初めに選択することが多いのがプロスタグランジン関連薬またはβ遮断薬です。ほかのタイプの薬に比べ眼圧を下げる効果が大きいからです。

（芝　大介）

Q 71 点眼薬の治療を受けるに当たり最も大切なことはなんですか？

緑内障の点眼薬は眼圧を下げ、一生良好な視野を保つために有効です。それには、短期で集中的に点眼するのではなく、一生使って初めて効果を得られます。患者さんには、ぜひこのことをしっかりと認識していただきたいのです。というのは、点眼薬をさすのを途中でやめる人が少なくないからです。

緑内障は基本的に自覚症状が少ない病気です。薬を使ったからといって、その効果を実感できるものではありません。また、欠けた視野が回復するようなこともありません。それどころか、ときには薬の副作用が出てしまうことがあります。疲れ目用の点眼薬と違い、さすと目が強くしみたりして不快感を覚える場合もあるでしょう。

こうした理由から、治療のモチベーションが下がってしまうことが多いのです。しかし、点眼薬をさしつづければ、早くから眼圧検査に、長期的には視野検査にその効果は現れてきます。定期的に受診して効果を確認することが治療へのモチベーション維持につながります。

（芝　大介）

Q72 点眼薬の決定について、私たち患者側から医師に何か伝えるべきことはありますか？

　薬は人間の体にとっては異物であり、副作用の危険が全くない薬はありません。点眼薬も例外ではありません。例えばβ遮断《ベータしゃだん》薬では、心拍数の低下、ぜんそく発作の誘発、血圧低下、呼吸機能の低下といった全身的な副作用を起こすことがあります。房《ぼう》水《すい》の産生を抑える交感神経刺激薬は、心臓病や糖尿病のある人は注意して使う必要があります。こうした副作用をさけるには、必ず病歴を医師に伝えることが大切です。

　緑内障の点眼薬の中には、α2《アルファツー》刺激薬のように副作用として眠けを引き起こすものがあります。眠けが安全に影響を及ぼすような職種の人は注意して使う必要があります。また、夜勤などで生活が不規則な人の場合、点眼回数の少ない薬のほうが点眼を忘れなくてすむ可能性があります。**このように仕事や生活環境なども医師に伝えると、点眼薬の選択のさいの大きな助けになります。現在、服用している薬やアレルギーの有無なども医師に伝えてください。**

　わからないことがあるときは、遠慮せずに医師に聞いてください。

（芝　大介）

Q73 複数の点眼薬が処方されることはありますか？

緑内障の薬物療法は１剤からスタートするのが一般的です。しかし、それで効果が不十分な場合は、ほかのタイプの薬を追加することがあります。

現在、最もよく使われるのが①プロスタグランジン関連薬、②β《ベータ》遮断《しゃだん》薬、③炭酸脱水酵素阻害薬の３薬です。

これらのうち、①または②は眼圧を下げる効果が大きいことから第１選択薬として使用されることが多いと思います。

１剤ではそれほど眼圧が下がらない場合は、①＋②、①＋③というように２剤を併用します。それでもなお効果が不十分な場合は、①＋②＋③の３剤が使われることが一般的です。近年では、α_2《アルファツー》刺激薬やＲＯＣＫ阻害薬も追加薬として第２第３選択薬で使われることが増えてきました。

どの薬を組み合わせるかは、作用機序の重複をさけたり、効果と安全性のエビデンス（科学的根拠）や副作用などを考慮して判断されます。種類が増えるほど管理や点眼行為の手間が増えるので、患者さんの利便性も考慮して、複数の薬剤を組み合わせた配合剤を用いる場面がどんどん増えてきています（Q74を参照）。

患者さんからよく「薬の種類が多ければ多いほど、効果が大きいのですか」と聞かれます。そうしたことは全くありません。そもそも点眼薬が1種類から2種類になったら、眼圧が2倍下がるわけでもありません。逆に単剤を使ったときよりも、かえって副作用が強く出てしまうことがあります。また、薬の種類が多いと点眼の回数が増え、その分、手間がかかり、途中で点眼をやめてしまう人もいます。実際、薬の数が増えるにつれ、きちんと点眼しない人の割合が増えるという報告もあります。そのため、「緑内障診療ガイドライン」では、点眼薬の併用を2～3種類までとしています。配合剤を用いることで点眼薬の種類より多くの作用を得ることが可能になります。

なお、複数の点眼薬を使う場合、続けて使うと先にさした薬が、あとに点眼した薬液によって洗い流されて目の外にあふれ出てしまい、十分な効果が得られないことがあります。必ず、次の点眼薬をさすまで少なくとも5分以上は待つようにしてください。種類によって点眼時間をずらすのも検討してください。さす順番も、医師もしくは薬剤師の指示を守りましょう。

点眼薬を併用している人で、忙しい生活の中で5分以上間隔を設けてさすのは負担になるという場合には、配合点眼薬を利用するのも一つの手です。（芝　大介）

Q 74 複数の働きで眼圧を下げる点眼薬があるそうですが、くわしく教えてください。

点眼薬は、数が増えれば増えるほど、さすのがめんどうになります。そのため、点眼を途中でやめる患者さんが少なくありません。

そこで、開発されたのが異なる2種類の薬剤を配合した点眼薬です。1回の点眼で2種の点眼薬をさしたことになるので、点眼回数を減らせることが大きなメリットです。

例えば、1日1回点眼するプロスタグランジン関連薬と1日2回のβ《ベータ》遮断《しゃだん》薬を併用した場合、1日3回点眼しなければいけません。それが、配合点眼薬であれば、1日1回に減らすことができます。

ただし、2回さしているβ遮断薬を1回にするので、効果は少し落ちるというデメリットがあります。一方で、実際に使うと、併用時よりも眼圧が下がることが多く見られるという報告があります。これは、点眼回数が減ったことで患者さんが、指示どおりに点眼できるようになったからではないかと考えられています。

●緑内障に用いられる主な点眼薬で、複数の薬を合わせたもの（配合薬）とその特徴

		効果	分類	一般名	商品名	主な目への副作用	主な禁忌※・注意
点眼薬	複数の薬を合わせたもの（配合薬）	房水排出促進（副ルート）＋房水産生抑制	プロスタグランジン関連薬＋β遮断薬	ラタノプロスト＋チモロールマレイン酸塩	ザラカム	● 結膜アレルギー、充血、流涙（涙目）、痛み、かゆみ、まぶたのただれ ●虹彩（茶目の部分）の色の変化、まつ毛が濃くなる、まぶたの黒ずみ、上まぶたのまわりのくぼみ など	気管支ぜんそく、心不全患者へ投与しない。糖尿病患者への投与は慎重に　など
				ラタノプロスト＋カルテオロール塩酸塩	ミケルナ		
				トラボプロスト＋チモロールマレイン酸塩	デュオトラバ		
				タフルプロスト＋チモロールマレイン酸塩	タプコム		
			α_2刺激薬＋β遮断薬	ブリモニジン酒石塩酸＋チモロールマレイン酸塩	アイベータ	● 結膜アレルギー、充血、流涙、痛み、かゆみ、まぶたのただれ など	
		房水産生抑制＋房水産生抑制	炭酸脱水酵素阻害薬＋β遮断薬	ドルゾラミド塩酸塩＋チモロールマレイン酸塩	コソプト		気管支ぜんそく、心不全、重篤な腎障害患者へ投与しない。糖尿病患者への投与は慎重に　など
				ブリンゾラミド＋チモロールマレイン酸塩	アゾルガ		

※禁忌《きんき》とは「禁じられていること」「してはいけないこと」という意味。

注意しなければならないのは、2種類の薬のそれぞれの副作用が出る可能性があることです。

例えば、プロスタグランジン関連薬の副作用である「まつ毛が伸びる」と、β遮断薬の副作用の「ぜんそく発作が起きる」など両方が起きるリスクがあります。

現在、4種類のプロスタグランジン関連薬とβ遮断薬の配合点眼薬、2種類の炭酸脱水酵素阻害薬とβ遮断薬の配合点眼薬、1種類のα2《アルファツー》刺激薬とβ遮断薬の計7種類の配合点眼薬が出ています。

（芝　大介）

Q 75 視神経乳頭陥凹拡大でも点眼薬は処方される？

視神経乳頭（視神経が眼球を出て脳へ向かう部位）の中央部は誰もが少しへこんでいるのですが、標準的なへこみよりも大きい状態が視神経乳頭陥凹《かんおう》拡大です（Q42を参照）。中には生まれつき視神経乳頭陥凹が標準よりも大きい人がいます。こういう人も、健康診断や人間ドックなどで視神経乳頭陥凹拡大と判定されます。一方、視野障害などすでに緑内障がある場合も考えられます。

ただし、健康診断などではなく、眼科でこの病名を指摘された場合、緑内障でなくて、緑内障の前駆状態か生まれつき陥凹が大きいかの可能性があります。緑内障の前駆状態の場合、極めて初期の緑内障で視神経の数が減少している可能性がありますが、治療を要するかは場合によります。生まれつき陥凹が大きいだけの場合は、そもそも健常者です。**したがって、視神経乳頭陥凹拡大の人が全員、治療が必要なわけではありません。**しかし、眼科で緑内障と診断された場合は、眼圧や反対側の目の状態などにより初期からでも点眼薬を用いて眼圧を下げ、それ以上の陥凹の拡大を防ぐ治療が行われることがあります。

（芝　大介）

Q76 点眼薬をさしても私の場合は眼圧が下がりません。どんな理由がありますか？

一つには、その点眼薬があなたに合っていないことが考えられます。人によって薬の効き方はまちまちです。同じ薬を使っても、Aさんには非常に効果があったけれども、Bさんにはあまり効果が出ないということは珍しいことではありません。この場合は、薬の種類の変更を検討してもらいましょう。

もう一つ、理由として考えられるのが、正しく点眼できていない可能性があります。「いや、毎日きちんとさしていますよ」と話す患者さんであっても、よく確認すると「さしているつもり」だった、ということがしばしば見受けられます。

正しい点眼のやり方をマスターしてください（Q77を参照）。

最後の可能性として、眼圧が常に安定しているとはかぎらないので、点眼を始めたころよりも緑内障の状態が悪化して眼圧が上がっている可能性も否定はできません。あきらめずに点眼薬をきちんと使用し、必ず通院を続けて主治医の先生とコミュニケーションを十分とるように努めてください。

（芝　大介）

Q77 点眼薬の効果を低下させないための、正しいさし方を教えてください。

点眼薬は正しくさしてこそ、効果が得られます。点眼の方法にはいくつかありますが、ここでは「下眼瞼下垂法《かがんけんかすいほう》」という広く取り入れられている方法を紹介します。

①手を石けんと流水などで清潔にします。→手についた雑菌が目の中に入らないようにするためです。

②軽く上を向き、点眼薬を持っていないほうの手で、「あっかんべー」をするように下まぶたを軽く下に引き下げます。→点眼薬の雑菌が入り込むのを防ぐため、容器の先がまぶたの縁やまつ毛に触れないようにしてください。

③点眼したら、薬液が目から鼻やのどへ流れていかないよう、１分間ほどまぶたを閉じるか、または目頭を軽く押さえます（手術直後の場合は、目頭を押さえずに目を閉じるようにする）。→目をパチパチしないこと。パチパチすると薬液は目から鼻やのどのほうに流れてしまいます。

④目からあふれた薬液は、清潔なガーゼやティッシュなどでふき取ります。→目のま

わりに薬液が残っていると、かぶれなどの副作用が起こることがあります。プロスタグランジン関連薬などまぶたに副作用が出る点眼薬は、③で目を閉じる前にふき取ってもかまいません。

⑤点眼薬が2種類以上ある場合は、5分以上間を設けてください。

なお、点眼薬の種類によってもさし方は微妙に変わります。医師の指導を必ず守ってさすようにしてください。

（芝　大介）

点眼薬の正しいさし方

①手を洗って清潔にする。

②下まぶたを軽く下げて、点眼する。

※容器の先がまぶたにふれないように。

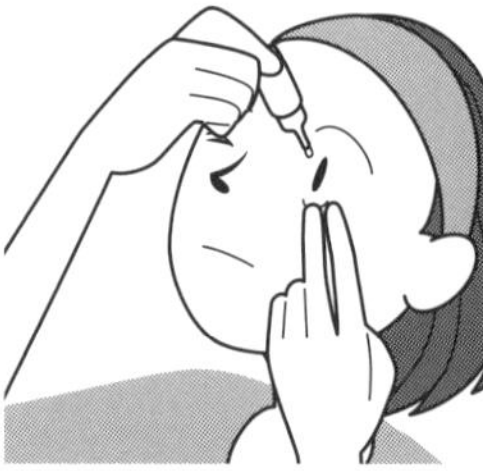

③まぶたを閉じるか、または目頭を軽く押さえる。

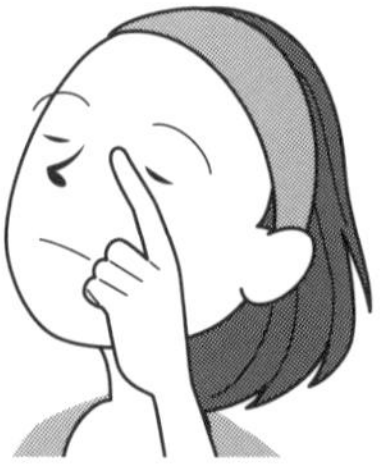

④あふれた薬液は、清潔なティッシュなどでふき取る。

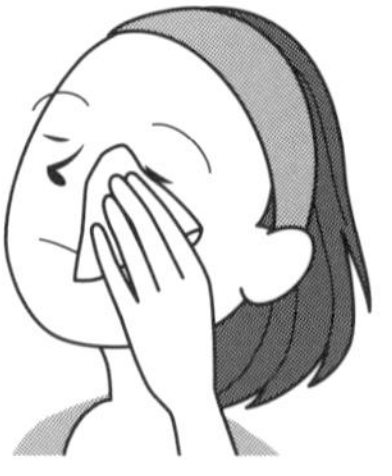

※点眼薬が2種類以上ある場合は、5分以上間を設ける。

Q78 点眼薬を自分でうまくさせないのですが、家族にやってもらってもいいですか？

手がふるえて薬液が目の中にうまく入らない、肩が痛くて手を目の位置まで上げられない、といった場合は、自分の代わりに家族や周囲の人にさしてもらうことはとてもいいことです。

自分で点眼するよりも確実で、眼圧が下がりやすくなり、副作用も軽減するという報告もあります。

さし方はＱ77と同じです。必ず事前に石けんと流水でしっかりと手洗いすること、点眼薬の容器がまぶたやまつ毛に触れないようにしてさすことなどに注意してもらいましょう。

顔を上に向けてさしてもらうことになりますが、高齢者の場合、背中が曲がって上を向くのが難しい人もいます。このようなときには、ソファーやベッドなどにあおむけに寝て、さしてもらうといいでしょう。

（芝　大介）

Q79 点眼薬をさすのをどうしても忘れてしまいます。対策はありますか？

毎日点眼しつづけなければ、点眼薬の効果は得られません。しかし、緑内障の進行はゆっくりで、自覚症状もあまりないせいか、忙しかったりするとつい点眼するのを忘れてしまう患者さんは多くいます。

朝起きたら必ず顔を洗うのは、それが習慣になっているからです。**点眼薬をさすのも同じです。習慣にすれば忘れにくくなります。**

洗面所に点眼薬を置いておき、朝、顔を洗う前、あるいはお風呂に入る前にさすというのはどうでしょうか。この場合、洗顔や入浴のあとよりも前のほうが、目からあふれ出た薬液を洗い流せるのでおすすめです。

食事の前や寝る前にさすのもいいでしょう。

要は、自分の日常生活のリズムに合わせて、さすタイミングを決めておくのです。点眼薬をさすのが生活の一部になったらしめたもの。それまでは家族から声かけをしてもらうなどして、習慣化していきましょう。

（芝　大介）

Q80 点眼薬をさし忘れたときはどうすればいい？

点眼薬を1回さし忘れたくらいでは、眼圧が急に上がることはありません。とはいえ、忘れる回数が多いと、治療の効果はなくなるので、忘れないことが重要です。

それでも、ついさし忘れることがあるかもしれません。**点眼すべきタイミングからそれほどたっていないときは、さし忘れに気づいた時点で1回分を点眼します。**その後は、間隔が狭くなっても、決められた時間にさして大丈夫です。

例えば、1日2回朝夕の点眼薬の場合、朝の点眼を忘れていたら、朝のうちならさしても大丈夫です。気づいたのが昼以降なら、忘れた分をあきらめて点眼せずに、次の点眼時に1回分を点眼します。心配なら1～2時間早めにさしてもいいかもしれません。点眼の間隔が狭くなると、副作用が強く出る可能性があるので注意してください。**1日に1回の点眼薬で翌日に点眼のさし忘れに気づいた場合は、前日の分は点眼せず、通常どおり1回分を点眼します。**

前日の分も点眼しようと考え、2回分の量を点眼する人がいますが、先にさした薬液が押し流されて目の外に出てしまうので効果はありません。

（芝　大介）

Q81 点眼薬でまつ毛が濃くなると聞きました。本当ですか？

まつ毛が濃く、かつよく伸びるのは、治療スタート時の最初に選ばれることが多いプロスタグランジン関連薬の副作用の一つです。プロスタグランジン関連薬には、ラタノプロストやビマトプロストという成分が含まれています。これらの成分は眼圧を下げる以外に、毛穴に作用して血流を増やし、まつ毛を増やしたり、長く伸ばしたりすることがわかっています。この副作用を利用して、ビマトプロストを主成分としたまつ毛育毛薬が出ているほどです。なお、プロスタグランジン関連薬には、そのほか、まぶたの皮膚が黒ずむ、上まぶたの脂肪が減少して目がくぼむなどの副作用が現れることがあります。

これらの副作用が気になるときは、医師に相談し、点眼薬の変更を検討しましょう。最近は作用が似ているものの、この類いの副作用がないオミデネパグという薬剤も使えるようになっています。薬の効果が得られていて、薬を変更したくないときは、点眼後に目のまわりについた薬液をふき取りましょう。

（芝　大介）

Q 82 点眼薬をさすとしみたり、充血したりします。このまま使いつづけても大丈夫ですか？

緑内障の点眼薬は、総じて目にしみるものが多いのです。充血もよく見られる症状です。それでも、しみ方が強い、長期間充血が続くといった場合は、現在使っている点眼薬が合っていなかったり、点眼薬の副作用が強く出ていたりしていることが考えられます。

点眼薬は半永久的に使うものです。不快感があるのに我慢して使いつづけるのは、つらいものです。１回さし忘れて不快感を覚えなくてすんだことをきっかけに、それ以降、ささなくなることもありえます。それをさけるためにも、しばらく使っても不快な症状があるときは、医師に必ず伝えましょう。

同じ効果を期待できる点眼薬は何種類もあるので、多少時間をかけてでも、不快感の少ない点眼薬を見つけることが大切です。

なお、よほど因果関係が明らかな場合を除いて、不快な症状があるからと自己判断で、点眼をやめないようにしてください。

（芝　大介）

Q 83 市販の疲れ目用の点眼薬を愛用していますが、さしてもいいのでしょうか？

市販の疲れ目用の点眼薬の中に、ネオスチグミンメチル塩酸塩を含んでいるものがあります。この場合は、注意が必要です。閉塞隅角《へいそくぐうかく》緑内障などで隅角が狭くなっている場合、隅角が完全にふさがって眼圧が急上昇する急性緑内障（Q19を参照）の発作を起こす恐れがあるからです。緑内障ないしはその可能性を指摘されたことがある場合、眼科の主治医に確認するまでは使用しないほうがいいでしょう。

また、点眼薬は通常、開封後にくり返し使うことから、細菌などが容器内に侵入する可能性があります。そのため、市販薬にかぎらず、多くの点眼薬にはベンザルコニウム塩化物などの防腐剤が含まれています。これらの防腐剤は角膜障害やアレルギー反応を起こすことが知られています。**緑内障の点眼薬と疲れ目用の点眼薬を長期間併用すると、目に入る防腐剤の量が多くなり、それによる副作用の危険が高まります。**

疲れ目用の点眼薬の購入時には、薬剤師に緑内障の点眼薬を使っていることを必ず告げてください。

（芝　大介）

Q84 緑内障の人は、胃薬やカゼ薬には注意が必要と聞いたのですが、なぜですか？

カゼ薬や鼻炎用内服薬、胃腸薬、抗アレルギー薬、心臓病の薬などは抗コリン作用を持つ成分が配合されています。抗コリン作用によって瞳孔《どうこう》（黒目の中心部分）が過度に開き、隅角《ぐうかく》を狭くすることがあります。そのため、閉塞《へいそく》隅角緑内障の傾向がある人では、急性発作を起こす危険があるので注意が必要です。なお、開放隅角緑内障や白内障手術をしている場合は、通常、隅角閉鎖は起こらないので心配はありません。

緑内障の人がもう一つ気をつけたいのが、ステロイド薬（副腎《ふくじん》皮質ホルモン）です。リウマチやアレルギー性の病気、甲状腺《せん》などの全身性の病気から、結膜炎や角膜炎など目の病気にいたるまで、多くの病気に使われます。点眼はもちろん、注射や内服や皮膚への外用にも注意する必要があります。ステロイド薬には、隅角の広さに関係なく、およそ3分の1の人に眼圧を上昇させる副作用があることがわかっています。

緑内障以外の病気を診てもらうときには医師に、市販薬を購入するさいは薬剤師に、緑内障であることを必ず伝えてください。

（芝　大介）

Q 85

点眼薬が鼻からのどへ流れる感じがするのですが、体に影響はありませんか?

実は、目と鼻、のどは1本の管でつながっています。これは、涙が流れていく通り道です。点眼薬が鼻からのどへ流れる感じがしているというのは、点眼薬がこの管の中に流れていると考えられます。

苦みがとても強い、のどが荒れるなどの場合は、点眼薬の変更が可能な場合もあるので、主治医に相談してください。点眼薬の中には、のどの粘膜から吸収されて全身に影響を与えるものがあります。その代表が緑内障治療で使うβ遮断《ベータしゃだん》薬で、心臓の拍動数を抑制したり、気管支を収縮させたりする働きがあるため、心臓や気管支に影響を与え、ぜんそくの発作を起こすことがあります。

点眼薬がのどへ流れる感じがするときは、1分間、目頭を軽く押さえるか、目を閉じるかすることでいくらか軽減することができます。

(芝　大介)

涙の通り道

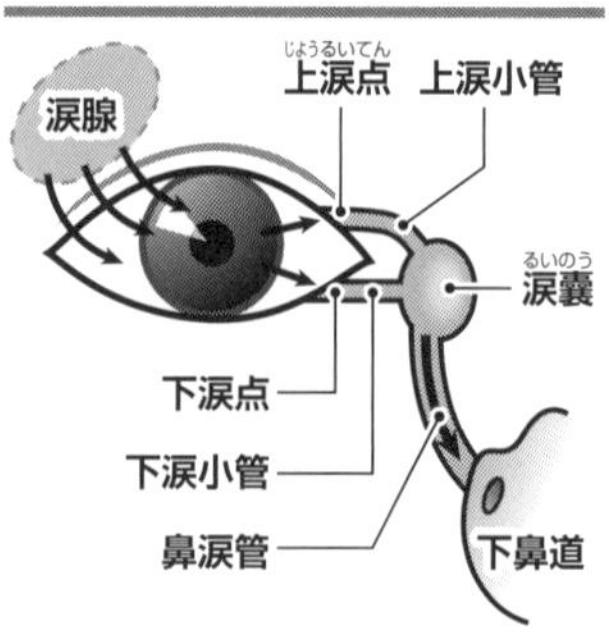

第6章

レーザー治療についての疑問6

Q 86 どのようなタイミングでレーザー治療が行われるのですか？

レーザー治療とは、レーザー光線を虹彩《こうさい》（茶目の部分）に当てて、バイパス（迂《う》回経路）を作るために穴をあけたり、眼球内を満たす房水《ぼうすい》の排水口である隅角《ぐうかく》の先の線《せん》維柱帯《いちゅうたい》に当てて、房水の排出を促したりする治療法です。その目的は、眼圧を下げて、緑内障の悪化を防止することです。レーザー治療が行われるタイミングですが、**点眼薬による治療で十分な効果が得られない場合や、眼圧がある程度下がっても視野の欠けや狭まりなどが進んでいる場合です。**また、片方の目に急性緑内障（Q19を参照）の発作が起きた場合は、もう一方の目にも発作を起こす可能性が大きいため、予防策としてレーザー治療を行うことがあります。

レーザー治療では、メスの代わりにレーザー光線を使うので、手術に比べて目への負担が少なく、高齢者や体力のない人にも行えます。また、短時間ですみ、入院の必要もありません。ただし、効果が限定的な場合もあります。その場合はメスを使った手術が必要になります。

（富田剛司）

Q87 レーザー治療には種類があると聞きました。どんな種類がありますか？

レーザー治療にはいくつかの種類がありますが、代表的なものとして「レーザー虹《こう》彩《さい》切開術（LI）」と「レーザー線《せん》維《い》柱《ちゅう》帯《たい》形成術」があげられます。

❶レーザー虹彩切開術（LI）

レーザー虹彩切開術の対象となるのは、隅《ぐう》角《かく》が狭くなって房《ぼう》水《すい》が流れなくなる閉《へい》塞《そく》隅角緑内障です。特に急性緑内障（Q19を参照）が起きて眼圧が急上昇した場合は、早期に眼圧を下げるために、薬でできるかぎり眼圧を下げたあとで行われるのが、このレーザー治療です。

治療では、レーザー光線を虹彩（茶目の部分）に当て、0・1〜0・2ミリほどの小さな穴をあけ、新しく房水が流れるバイパス（迂《う》回経路）を作ります。このバイパスによって房水が隅角にスムーズに流れるようになります。治療に要する時間は10〜20分程度です。

まれに、手術後に黒目の部分である角膜が腫《は》れて濁りが生じ、やがて液体がたまって水ぶくれのようになる水疱性《すいほう》角膜症や、虹彩に炎症が起こる虹彩炎などの合併症を発症することがあります。

レーザー虹彩切開術で思うように眼圧が下がらないときは、線維柱帯切除術（Q97を参照）という手術が行われます。なお、隅角が極端に狭くて虹彩と角膜が接近している、角膜に濁りがあるといった場合は、この治療法を用いることはできません。

❷レーザー線維柱帯形成術

レーザー線維柱帯形成術は、日本人に多い正常眼圧緑内障を含む開放隅角緑内障（Q14を参照）に用いられます。

線維柱帯は隅角の先にある網の目のような組織で、開放隅角緑内障では、その網の目が目づまりを起こしています。そこで、レーザー光線を線維柱帯に当てて、その組織を萎縮《いしゅく》させて目づまりを解消しようというのがレーザー線維柱滞形成術です。

以前から行われているレーザー線維柱帯形成術では、アルゴンレーザーと呼ばれるレーザー光線が使われています（ＡＬＴとも呼ぶ）。アルゴンレーザーは線維柱帯の組織を萎縮させる力が強く、組織が破壊されて癒着《ゆちゃく》したり、一時的な眼圧上昇が引き起こされたりするという欠点がありました。

この欠点をなくしたのが近年登場した「選択的レーザー線維柱帯形成術（ＳＬＴと

も呼ぶ)」です。SLTはNd-ヤグレーザーという、従来のアルゴンレーザーの6000分の1という超低エネルギーのレーザー光線が用いられています。SLTは線維柱帯の色素細胞のみを選択して萎縮させ、組織の破壊や癒着を伴いません。

SLTは、何回も照射が可能なので(ALTは1～2回が限度)、しばらくの間は点眼なしで眼圧をコントロールできる可能性があります。ただし、術後すぐに効果が現れる人から、1～2カ月して効果が現れる人、また、全く効果が現れない人もいます。

ALT、SLTとも治療時間は5～10分程度です。

そのほか、角膜が濁ったためにレーザー虹彩切開術ができない場合などに行われる**「レーザー隅角形成術」**、緑内障の手術で効果が現れないといった場合には**「毛様体光《もうようたいひかり》凝固《ぎょうこ》術」**などのレーザー治療があります。

レーザー隅角形成術は、レーザー光線を虹彩の周辺に当てて組織を収縮させ隅角を拡大します。毛様体光凝固術は、房水を作る毛様体をレーザー光線により破壊し、房水の産生を抑制して眼圧低下をめざす治療法です。

レーザー治療は、どんなタイプの緑内障でも行えるわけではありません。また、レーザー治療の種類によってそれぞれメリット、デメリットなどがあるので、医師とよく相談してください。

(富田剛司)

代表的なレーザー治療

①レーザー虹彩切開術

[対象は、閉塞隅角緑内障の人]

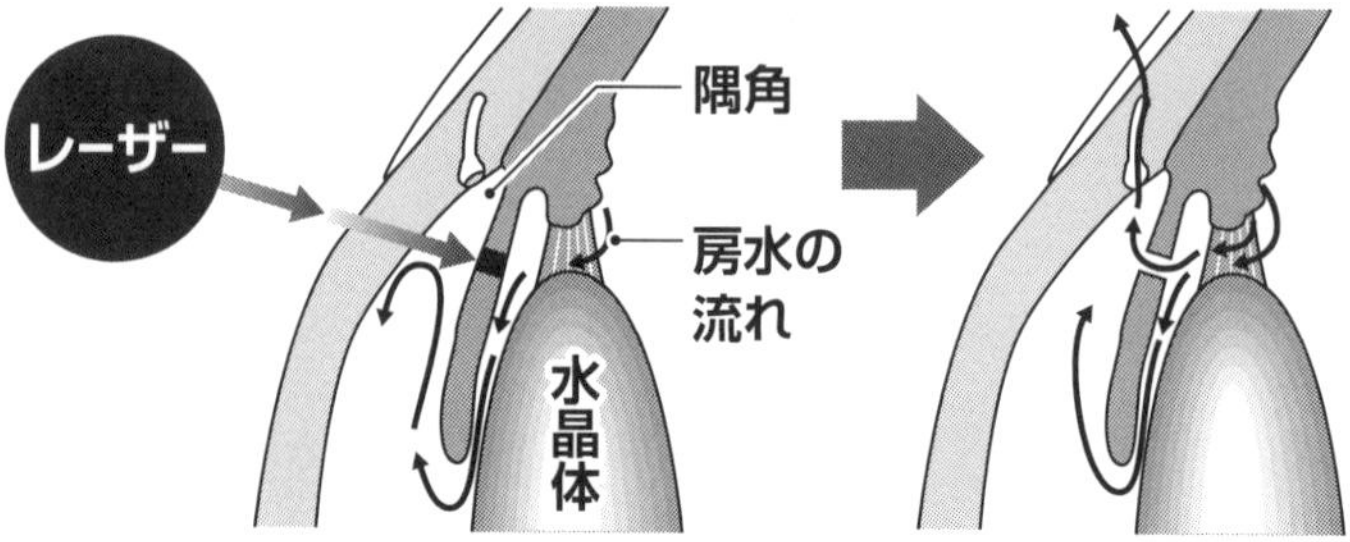

房水の別の流れの経路を作るため、虹彩にレーザー光線を当てて小さな穴をあける。

新しくできたバイパスから房水が隅角にスムーズに流れだす。

②レーザー線維柱帯形成術

[対象は、正常眼圧緑内障を含む開放隅角緑内障の人]

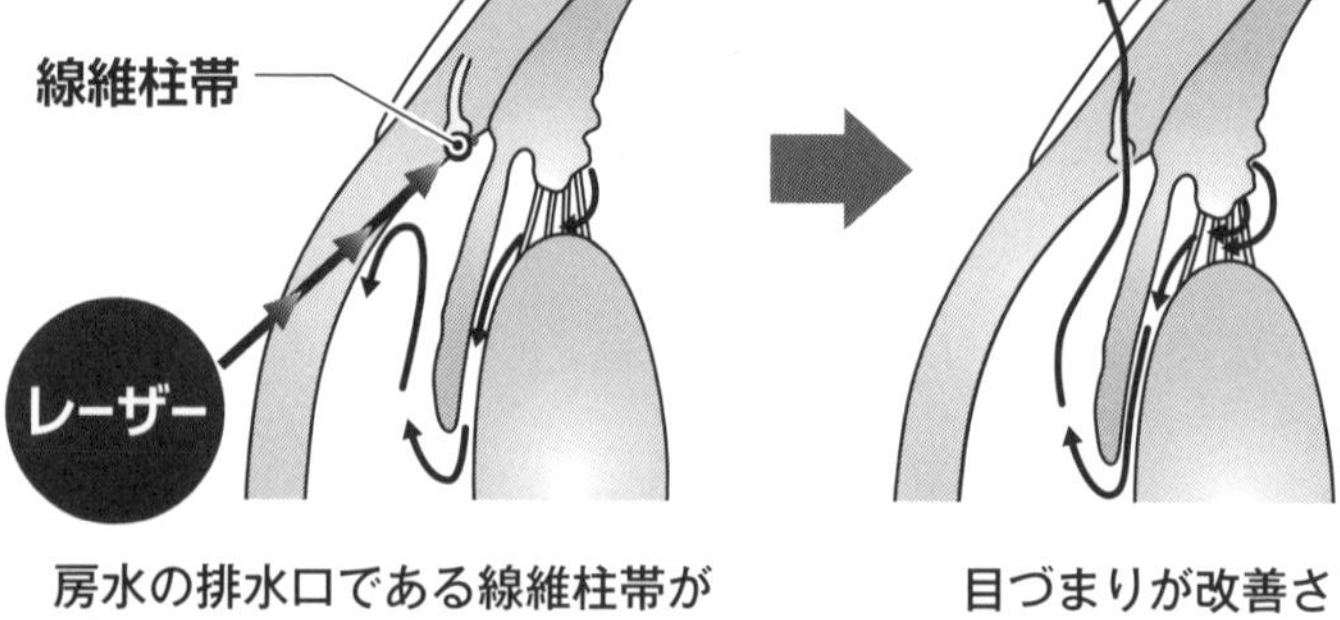

房水の排水口である線維柱帯が目づまりを起こしている。その組織にレーザーを当てる。

目づまりが改善されて、房水の排水がよくなる。

Q88 レーザー治療の効果について教えてください。

レーザー治療を行ったら全員、眼圧が下がるわけではありません。例えば、レーザー線維柱帯形成術《せんいちゅうたい》の眼圧が下がる確率（有効率）は60～70％といわれています。逆にいえば、30～40％の人はレーザー治療をしても、眼圧は下がらない場合があるということです。

眼圧が下がったとしても、ほとんどのケースでその効果は一生続くことはなく、時間がたつにつれ、効果が減る傾向があります。**一般的には、効果持続期間は2～3年といわれます。**

効果が薄れてきた場合、多くのケースで再度、レーザー治療を行うことができます。しかし、眼圧が下がる効果を手術と比較すると、レーザー治療のほうが劣ります。いたずらに緑内障を進ませてしまう前に、メスを使った手術に踏み切る決断も必要になります。

（富田剛司）

Q89 レーザー治療にかかる時間や費用はどのくらいですか?

患者さんの症状や治療範囲によって異なりますが、レーザー治療自体は、長くかかったとしても20分ほどですみます。準備として治療開始1時間ほど前に、点眼麻酔を行います。治療後は、数時間おきに眼圧測定を行って一時的な上昇が見られないかを確認し、問題がなければ帰宅できます。

レーザー治療の費用については、健康保険の負担割合により異なりますが、目安としては、レーザー虹彩《こうさい》切開術は1割負担で片方の目で約7000～8000円、3割負担で約2万1000～2万4000円程度です。レーザー線維《せんい》柱帯《ちゅうたい》形成術は、1割負担で約9000円程度、3割負担で2万7000円程度です。

ちなみに、イギリスの研究者の報告によると、点眼薬で治療した群と選択的レーザー線維柱帯形成術（SLT）を行った群では、治療効果の割合はほとんど同じでした。しかし、SLT群の約74%は点眼薬が不要になり、目標眼圧以内の患者が点眼薬群より多く、費用対効果が有意に高かったそうです。

（富田剛司）

Q90 レーザー治療はどこでも受けられますか？

レーザー治療は、緑内障の治療の柱の一つですので、眼科を標榜するほとんどの医療機関で行われています。

ただし、レーザー虹彩《こうさい》切開術とレーザー線維《せんい》柱帯《ちゅうたい》形成術では用いるレーザー光線の種類が違うため、異なる機器を使います。同じレーザー虹彩切開術でも、アルゴンレーザー、Ｎｄ－ヤグレーザーでは、機器が違います。

医療機関によって、レーザー虹彩切開術の機器だけを導入しているところもあれば、アルゴンレーザーの機器も導入しているところ、あるいはＮｄ－ヤグレーザーも導入しているところなど、さまざまです。

レーザー治療を希望する場合は、現在、治療を受けている眼科医に確認するのが一番です。もし、その医療機関で行っていない場合は、紹介をしてもらうといいでしょう。

なお、眼科専門医に治療を受けることを強く推奨します。

（富田剛司）

Q91 レーザー治療後の生活で気をつけるべきことはありますか？

手術の場合は、術後は感染を防ぐために洗髪が1週間ほどできないなどの制限がありますが、レーザー治療では入浴や食事、仕事など通常どおりの生活をしてかまいません。規則正しい生活を送ることを心がけましょう。

治療後、一時的に眼圧が上がり、点眼薬などが処方される場合があります。医師の指示どおりに、忘れずに点眼してください。

レーザー治療を受けたら、それで治療が終わったわけではありません。レーザー治療は、基本的に時間とともに効果が薄れていきます。治療後も定期的に受診し、視力や眼圧などの検査を受けることが大切です。

レーザー虹彩《こうさい》切開術の場合、軽度の虹彩炎や、まれに水疱《すいほう》性角膜症（黒目の部分である角膜に水がたまり、水ぶくれが生じる病気）が起こることがあります。何か異常を感じたときは、医師にすぐに連絡してください。

（富田剛司）

第7章

手術についての疑問 10

Q92 どのようなタイミングで緑内障手術は行われるのですか？

日本人に特に多い正常眼圧緑内障を含む開放隅角《ぐうかく》緑内障の場合は、通常、まず点眼薬による治療が行われます。経過を見て、点眼薬の治療では〝不十分〟と判断された場合に手術という方法が検討されます。

ここでいう〝不十分〟とは、眼圧が期待したほど下がらず、このまま点眼薬による治療を続けても、将来は、視野の欠けが進んで生活が不便になると推測されたり、緑内障が進行してすでに失明のリスクが高い状況にあったりすることをいいます。

一方、房水《ぼうすい》の排水口である隅角が狭くなり、房水が眼球内にたまって眼圧が高くなる閉塞《へいそく》隅角緑内障は、急な進行や状態変化があるので、それほど視野が欠けていなくても、手術やレーザー治療が早い段階で検討されることが一般的です。

緑内障手術にはさまざまな種類があります。患者さんの年齢や目の状態、眼圧をどのくらいまで下げるかという目標値、生活環境などを考慮して、患者さんにとって効果が期待でき、合併症の少ないものが選ばれます。

（平松　類）

Q93 緑内障は手術で治りますか？

端的に申し上げますが、緑内障は手術でも治りません。

緑内障は、目で見た情報を脳へと送る視神経が障害され、視野が欠ける病気です。障害された視神経は、手術でももとどおりに戻すことはできません。

では、手術はなんのために行うかといえば、視神経がこれ以上障害されるのを防いで、緑内障の悪化を食い止めるためです。つまり、それが緑内障の治療なのですが、治るのではなく進行予防になります。患者さんによっては手術で十分に眼圧が下がり点眼薬が不要になると、まるで治ったかのように思う人がいます。しかし、定期的な診察は手術が成功しても絶対に必要なものとなります。

緑内障は、何もしなければ進行して視野が狭まり、失明する可能性すらあります。それが、手術で進行を抑えれば失明を回避でき、不自由のない生活を将来にわたって続けられます。

毎日不安で眠れない夜を過ごしていたけれども、手術によって眼圧が下がって安心して眠れるようになったという患者さんもいます。

（平松　類）

Q94 白内障は「手術で治療する」という考え方がありますが、緑内障も積極的に手術すべき？

白内障は、目のレンズの役割をする水晶体が白く濁る病気です。水晶体は一度濁ると、もとには戻せません。しかし、手術により、濁った水晶体を取り除き、人工のクリアな水晶体（眼内レンズ）を入れることで、以前と同じような見え方を取り戻すことができます。

医療が進歩し、最近では白内障の日帰り手術を行う医療機関も増えています。こうした状況から、「白内障は手術を積極的に受けて治療する」という考え方が主流になっています。

一方、緑内障の手術は、失った視野を回復させることはできません。そもそもの目的が進行を抑えるためのものですし、どうしてもリスクがあるので、〝積極的に〟というものでもありません。ただし、点眼薬をさしつづけるのが難しい生活状況だったり、若いので今後の悪化リスクが心配といった場合は、医師と相談して積極的に手術を受けることを検討してもいいでしょう。

（平松　類）

Q95 緑内障手術はほかの目の病気や持病があっても受けられますか？

基本的には大丈夫です。目の病気の種類によっては、手術の難易度が上がったり、手術の成功率が変わったりすることがあります。

例えば、白内障がある場合、緑内障手術の種類によっては白内障が悪化するリスクがあります。ドライアイがある場合は、術後に目のゴロゴロ感などを強く感じることがあります。人工透析をしている人や、血流をよくする薬などを飲んでいる人は、手術で出血リスクが高くなります。角膜（黒目の部分）の病気がある人や、角膜の細胞が少ない場合は将来、角膜移植が必要になるくらい角膜が濁るリスクもあるので十分な検討が必要です。認知症の人の場合は、軽度であっても手術後のフォローが多少なりとも変わるため、手術のやり方も含めて検討しなければならず、医師と必ず相談してください。

充血しやすい人の場合は、手術後に「さらに充血が気になる」という人もいるので、その点も医師とよく話し合っておくといいでしょう。

（平松　類）

Q96 手術が得意な眼科医の探し方を教えてください。

緑内障の手術をしている医師の数そのものが、まだ少ないのが現状です。また、緑内障の手術といっても、手技の簡単なものから、高度な手技が求められるものまでさまざまです。さらに、新しい手術法も続々と登場しています。

こうした状況の中で、緑内障の手術が得意な眼科医を探す場合、初期から後期まで手術できる体制があるかどうかが指標の一つになると思います。初期から後期まで対応できるほどの種類の手術法を取り入れていれば、その患者さんに合った手術法を選ぶことができます。緑内障にかぎらず、どんな病気においても、手術の技術は数をこなせばこなすほど磨かれるものです。ですから、その眼科医がこれまでに何件くらい手術を行っているかも指標になると思います。

そして何より大切なのは、その眼科医との相性です。緑内障手術は白内障などと違い「手術をしたら終わり」ではありません。その後も、定期的に受診する必要があります。ですから、「この先生なら任せられる」と納得できる医師でなければ手術は受けるべきではありません。

（平松　類）

Q97 緑内障手術にはいくつか種類がありますか？

緑内障手術には多くの種類がありますが、大きく分けると、昔からよく行われていて今でも最も一般的な「線維柱帯切除術《せんいちゅうたい》（トラベクレクトミー）」、体への負担が軽い低侵襲緑内障手術（MIGS《ミグス》とも呼ぶ。Q100を参照）を主体とした「線維柱帯切開術（トラベクロトミー）」、そしてそれらの治療も無効の難治な人に主に行われる「チューブシャント手術」（Q98を参照）の3種になります。

●線維柱帯切除術（トラベクレクトミー）

最も一般的な手術で、強膜（白目の部分）と虹彩《こうさい》（茶目の部分）に小さな穴をあけ、結膜（まぶたの裏側と強膜を覆う薄い透明な膜）の下へと新しい出口を作ります。手術時間は40～50分程度で、術後の管理などで1～2週間程度の入院が必要です。

眼圧を下げる効果がほかの手術法よりも高い反面、術後に房水《ぼうすい》が排出しすぎて低眼圧になり、眼球がへこんでしまうリスクがあります。また、細菌が目に入って眼内炎が発症しやすくなります。

そのほか、穴をあけて縫うため乱視が出やすい、視野が狭い人は手術により突然視

線維柱帯切除術（トラベクレクトミー）

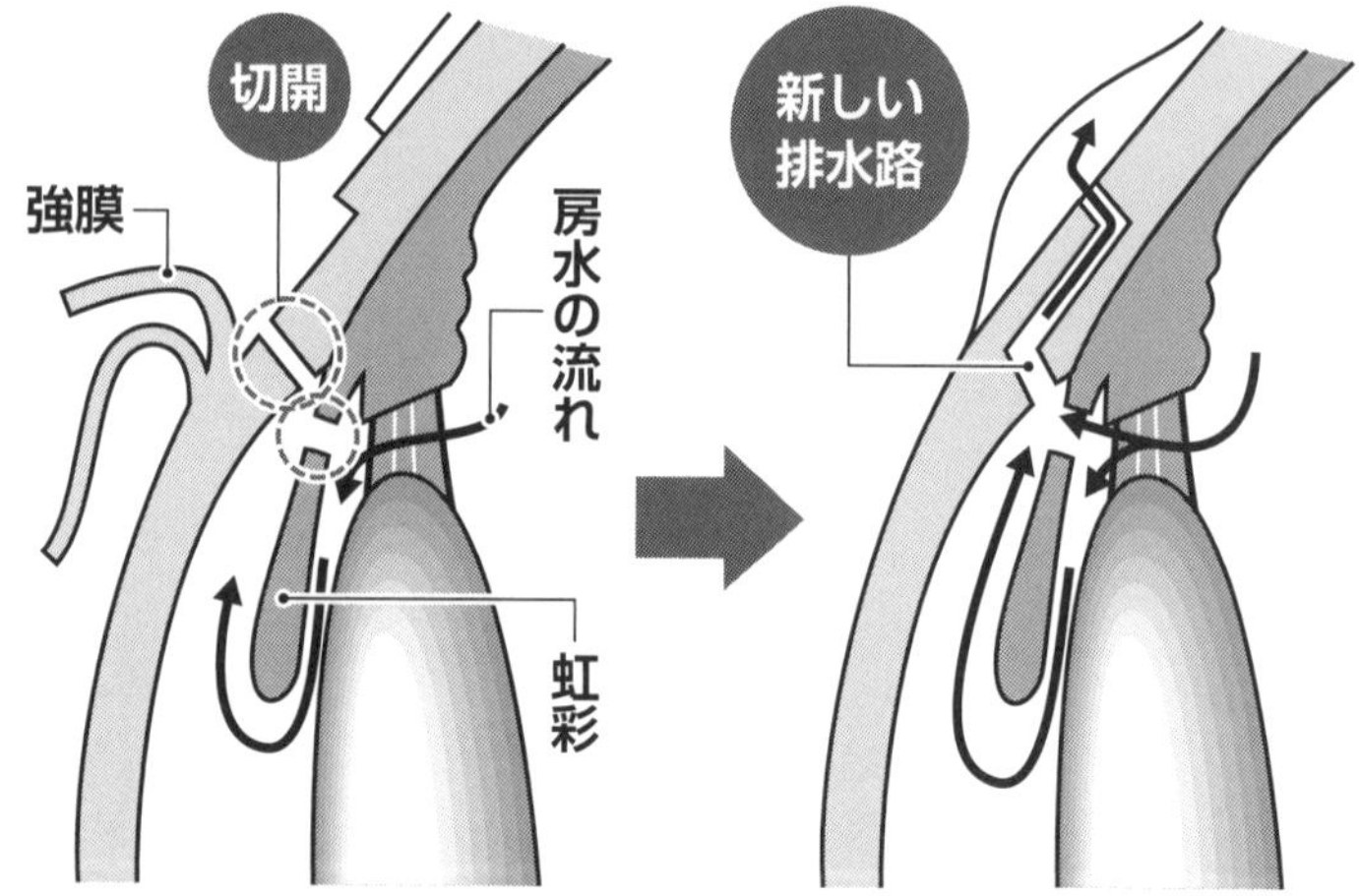

①強膜と虹彩に小さな穴をあけ房水の出口を作る。

②新しい出口から排水される。

力が0・1以下になることがある、目がゴロゴロしやすくなるなどの欠点もあります。眼圧の微妙な調整をするために、細かい処置が複数回必要になる場合もあります。

●線維柱帯切開術（トラベクロトミー）

目づまりを起こしている房水の排水口「線維柱帯」を切開して、房水が流れ出るようにする手術で、開放隅角《ぐうかく》緑内障に適応されます。

手術は局所麻酔で行われます。手術時間は30分程度で、日帰り、あるいは術後の管理などで1～2週間程度、入院することがあります。

術後、血液が逆流して出血するため、1～2週間視力が低下します。目に細

線維柱帯切開術（トラベクロトミー）

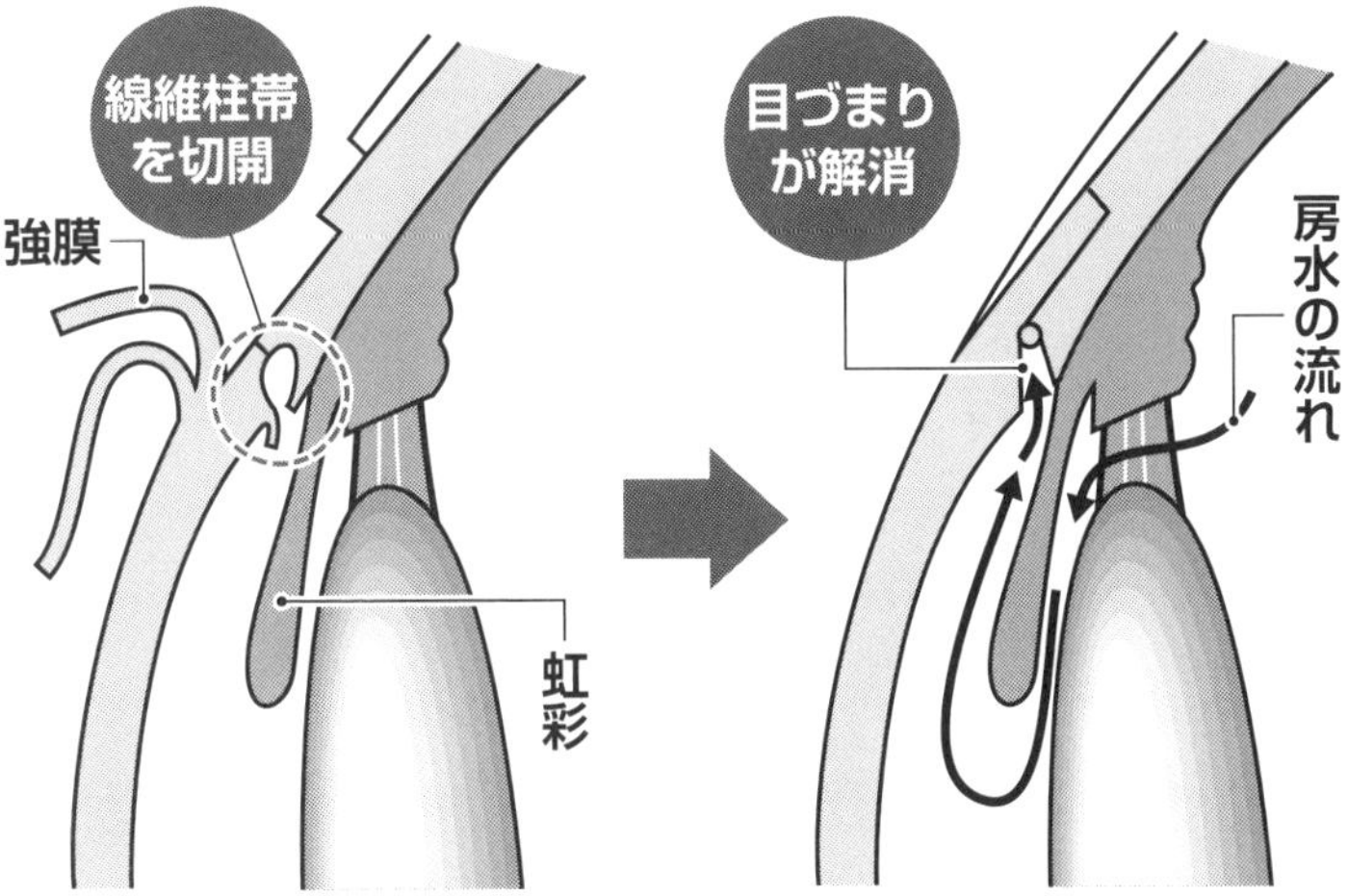

①目づまりしている線維柱帯を切開する。

②目づまりがなくなり、房水は線維柱帯から排水される。

菌が入る眼内炎という合併症が起こったり、視野の狭い人は突然視力が０・１以下になったりすることがあります。

従来の線維柱帯切開術は、強膜を切って、白目のところから線維柱帯へとアプローチし、線維柱帯を切開します。白目は透き通って見えないため、線維柱帯を正確に切り取れないことがあります。

その欠点を改善したのが「ＭＩＧＳ」という新しい術法です。従来の線維柱帯切開術に比べ、手術時の傷口が小さくてすみ、かつ安全性が高い手術法として注目を集めており、ＭＩＧＳを取り入れる医療機関が増えつつあります。

（平松　類）

Q
98

緑内障手術で、副作用が少ない新手術があると聞きました。くわしく教えてください。

緑内障が進行し、点眼薬やレーザー治療でも眼圧が下がらない患者さんは、手術が必要です。従来の緑内障手術で効果が5年以上持続する患者さんは約7割とされています。つまりは、残りの約3割の患者さんは5年以内に効果が失われます。

こうした難治型の患者さんへの治療法として今注目を集めているのが「チューブシャント手術」です。

チューブシャント手術では、プレートと極小チューブを眼球に取り付け、眼球内にチューブを挿入します。このチューブを通して、房水《ぼうすい》を眼球の外へ排出し、眼圧を下げるというしくみです。

チューブシャント手術で用いられる器具にはいろいろな種類がありますが、日本では、2012年に「バルベルト緑内障インプラント」、2014年には「アーメド緑内障インプラント」が公的医療保険の適用になりました。バルベルト緑内障インプラントのほうがアーメド緑内障インプラントより効果が大きいのですが、手術はアーメ

チューブシャント手術

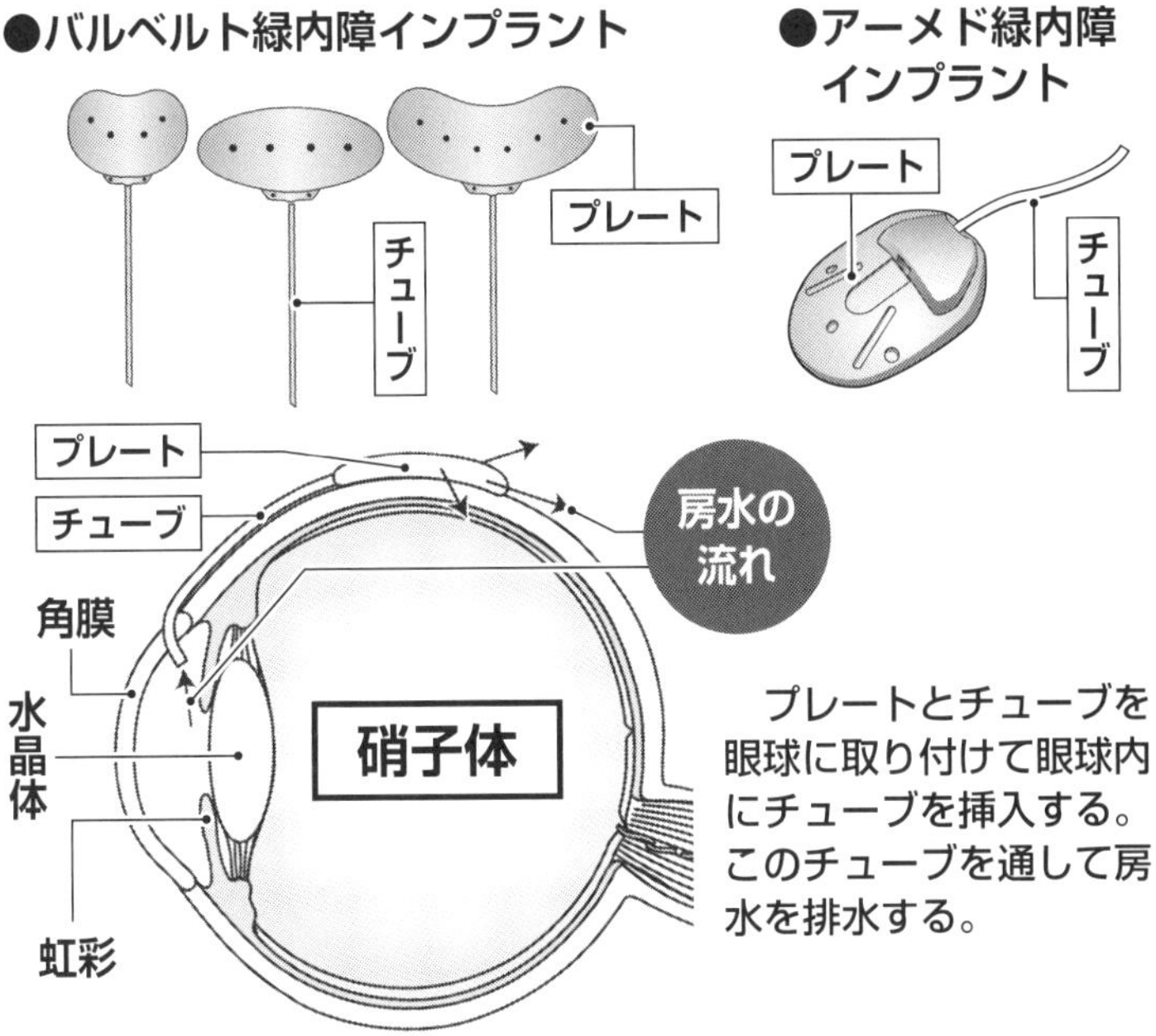

プレートとチューブを眼球に取り付けて眼球内にチューブを挿入する。このチューブを通して房水を排水する。

ド緑内障インプラントのほうが簡便です。

これまでの手術法は、線維《せんい》柱《ちゅう》帯《たい》に直接穴をあけていました。この方法だと、私たちの体に備わる自然治《ち》癒《ゆ》力によって穴がしだいにふさがってしまう欠点がありました。そのため、一部の穴がふさがらずに房水を流してくれることを期待するしかなかったのです。

その点、チューブシャント手術なら、房水を流す穴がふさがることはありません。

ただし、眼球内に挿入したチューブが目づまりを起こしたり、チューブから先の排水部分がつまったりする可能性もあるために、房水を流す穴が100％ふさがらないというわけではありません。
しかし、8割以上の人が手術後、安定して眼圧を低く保てるという報告があります。
また、チューブシャント手術で、従来の手術で見られた合併症などのリスクを回避できるようになりました。
なお、日本では現在、従来の手術で対処できなかった重症例に使用を限定しています。

チューブシャント手術は大がかりな手術のため、大学病院の眼科など、実施できる医療施設はかぎられています。

ちなみに、チューブシャント手術に似たものとして「エクスプレス」という、プレートのないチューブだけのインプラントを眼球に挿入する手術法もあります。こちらの手術は、どちらかというと線維柱帯切除術（Q97を参照）に似たタイプと考えていただいたほうがいいでしょう。

（平松　類）

エクスプレス

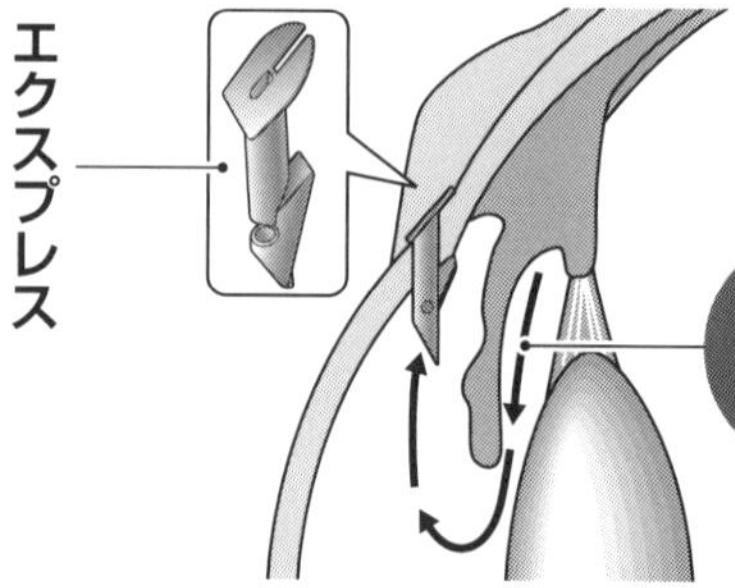

眼球にエクスプレスというチューブを挿入する。このチューブを通して房水を排水する。

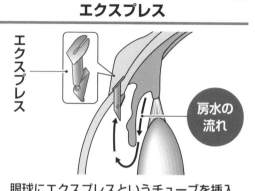

Q 99 緑内障の進行予防にも役立つからと、白内障の手術をすすめられました。なぜですか？

緑内障と白内障は全く別の病気です。ところが、緑内障の治療に白内障の手術が有効な場合があります。

白内障は、カメラでいうとレンズに当たる部分の水晶体が白く濁ってしまう病気です。水晶体が濁ると、目がかすむ、まぶしく感じる、視力が低下する、物が二重・三重に見えるなどの症状が現れます。

白内障になると、一般的に水晶体が厚くなり、虹彩《こうさい》（茶目の部分）を押し上げるので、眼球内を満たす房水《ぼうすい》の排水口である隅角《ぐうかく》が狭くなり、眼圧が上がりがちです。実際、白内障と緑内障を併発している人はおおぜいいます。

そこで、白内障を併発している緑内障の患者さんには、まずは白内障で厚くなって濁った水晶体を取り除き、薄くて濁りのない人工の眼内レンズを入れます。すると、白内障でかすんでいた視界がクリアになるばかりか、隅角も広がるため、房水の流れもよくなる可能性が大きいのです。

白内障の手術で房水の流れがよくなる

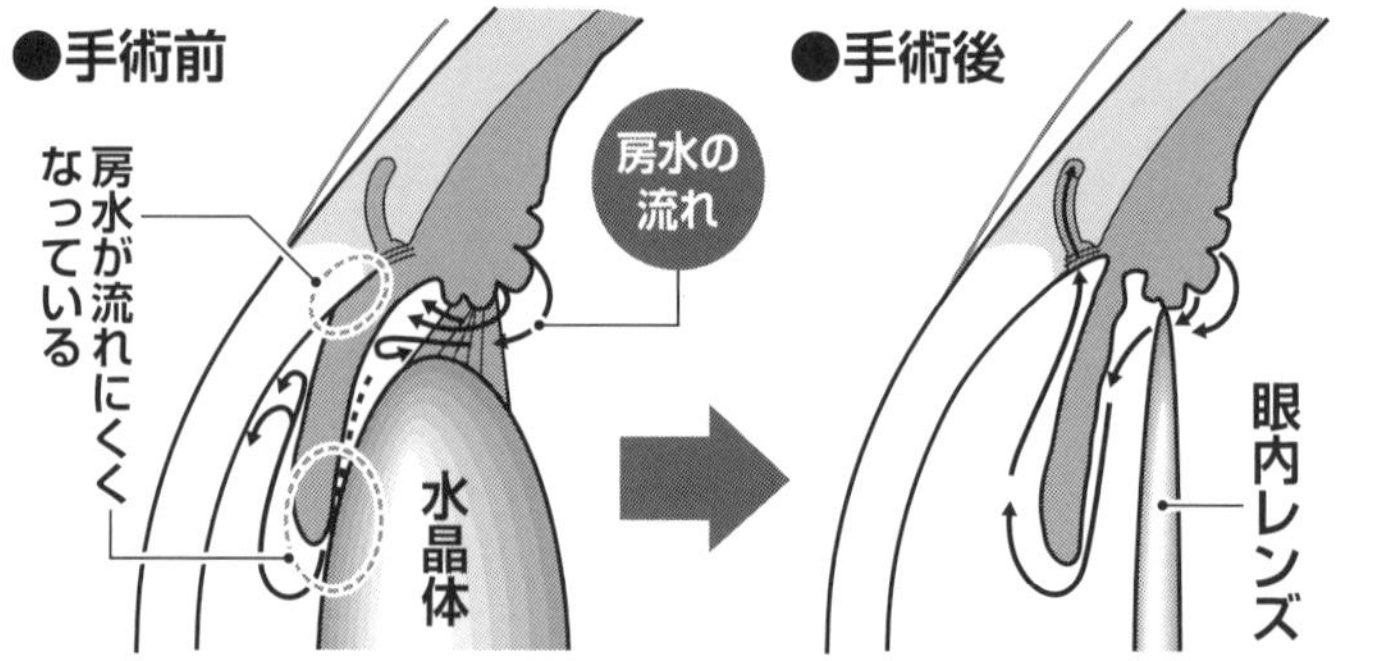

白内障で厚くなって濁った水晶体を取り除き、薄くて濁りのない眼内レンズを入れる。

視界がクリアになり、隅角が広がって房水の流れがよくなる。

もちろん、緑内障手術に比べると効果はわずかですが、眼圧の低下も期待できます。そのため、早めに白内障手術を受けることが、緑内障の進行を防ぐ面からもメリットがあるといわれています。

白内障の手術は、閉塞《へいそく》隅角緑内障にも、開放隅角緑内障にも効果があるといわれていますが、特に強くすすめられるのは閉塞隅角緑内障の人、すなわち急性緑内障の発作を引き起こす危険がある人です。

急性緑内障は、狭くなっている隅角が何かをきっかけに突然、完全にふさがって眼圧が急上昇し、目の痛みや頭痛などの発作症状が起こるものです。急いで治療を行わないと、失明の危険が高まります。急性発作の予防策として、白内障手術が有効なのです。

（平松　類）

Q100 白内障と緑内障をいっしょに改善できる手術があるそうですが、教えてください。

緑内障の新しい治療法として、MIGS《ミグス》と呼ばれる手術があります。このMIGSの特徴は、低侵襲《ていしんしゅう》、すなわち体への負担が軽いことです。線維《せんい》柱帯《ちゅうたい》切除術や線維柱帯切開術（Q97を参照）は、強膜（白目の部分）や結膜（まぶたの裏側と強膜を覆う薄い透明な膜）などを切開するため、患者さんへの負担が大きく、合併症などのリスクもありました。それに対して、**MIGSは手術時の傷口が小さくてすむため、従来の手術よりも患者さんの負担がずっと少なくなります。**ただし、線維柱帯切除術に比べると効果は限定的になります。

MIGSには、緑内障単独でも白内障手術と同時でも行える「トラベクトーム」、基本的に白内障手術と同時に行う「アイステント（iStent）」など、いくつかの方法があります。

❶トラベクトーム

トラベクトームは、線維柱帯切開術の一種です。従来の線維柱帯切開術に比べトラベクトームは切る部分が少なく、角膜（黒目の部分）を1・7ミリ程度切開し、専用の手術器具で線維柱帯を焼灼《しょうしゃく》（焼いて除去すること）するだけです。

手術をする場所を直接見ながら行えて、正確で危険が少ない点もメリットです。出血も少なく、手術時間は10分程度ですみ、日帰り手術も可能です。

ただし、資格認定を受けた医師しか手術ができず、実施医療機関が非常に少ないのが現状です。また最近は「マイクロフックニードル」という器具を用いて、焼かずに切開だけ行う術式を行う施設も増えています。

❷アイステント（iStent）

アイステントは、房水《ぼうすい》の排水口の先にあるシュレム管に長さ1ミリのチタン製チューブを埋め込む手術です。トラベクトームに比べると眼圧を下げる効果は限定的です。

とはいえ、緑内障と白内障を併発している患者さんはおおぜいいます。アイステントは、白内障手術を同時に行うことで公的医療保険が適用になるため、併発している人が一挙に二つの病気の治療を行うには、とても優れた手術といえるのではないでしょうか。

アイステントは手術できる医師も増えているため、近くの医療機関で受けられる可能性が高いといえます。希望する人はかかりつけの眼科医に相談してみてください。

MIGS手術

①トラベクトーム

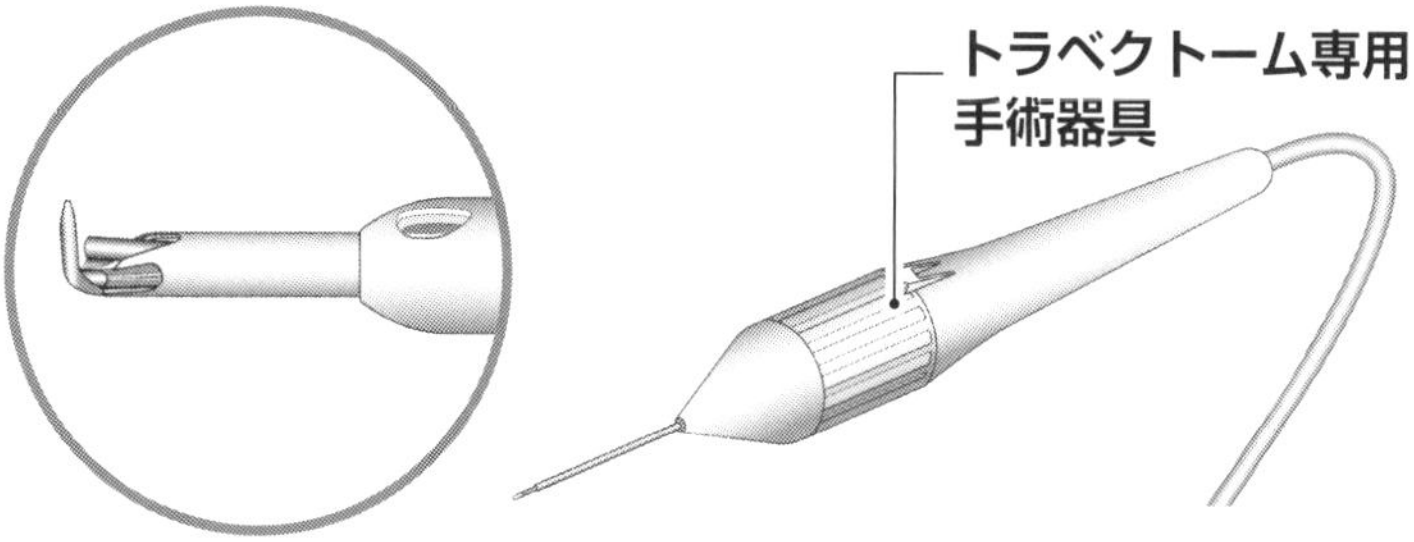

角膜を小さく切開し、専用の手術器具で線維柱帯を焼灼する。

②アイステント

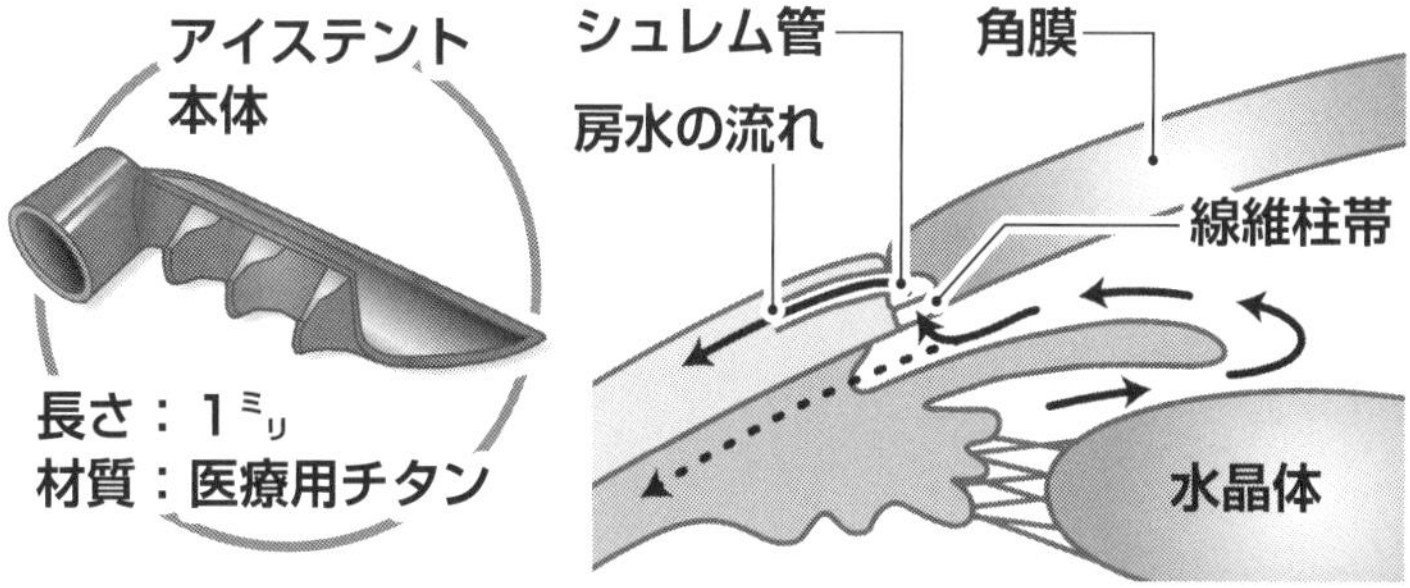

房水の排水口の先にあるシュレム管にごく小さなチタン製チューブを埋め込む。白内障の手術と同時に行う。

なお、MIGSは、従来の緑内障手術に比べれば、眼圧を下げる効果は限定的なため、視野が欠けて狭まってきた患者さんや、1回の手術で大きく眼圧を下げる必要のある患者さんの場合は、従来の緑内障手術が適しています。

（平松　類）

Q101 手術後の生活で気をつけるべきことはありますか？

緑内障手術は、「手術をして終わり」ではありません。まず、感染症にかからないように気をつける必要があります。特に線維柱帯切除術《せんいちゅうたい》（Q97を参照）は、治療効果は大きいものの、感染症へのリスクが高いので注意してください。少なくとも術後3日間は、指示がないかぎり絶対に目をさわらないようにしましょう。

また、土いじりをするとき、自転車に乗るときなど、目に何かが飛んで入ってくる可能性がある場合は、防護のために眼鏡をかけましょう。点眼薬をさすときは必ず手を洗ってから行います。容器の先がまぶたにふれないようにさすことも感染症予防になります。**主治医に指示されたとき以外は、「目を押さない」ようにしてください。眼圧の下がった目は、圧迫に弱い場合があるからです。**

そして最も大切なのは、手術で緑内障が治ったわけではなく、これからも眼圧を下げる治療は続くという自覚を持つことです。必ず医師に定期的に診てもらい、治療を続けてください。

（平松　類）

第8章

日常生活についての疑問20

Q102 緑内障を悪化させないために、日常生活で気をつけることはありますか？

日常生活で気をつけて緑内障がよくなる方法があるなら、ぜひ紹介したいところですが、はっきりしたエビデンス（科学的根拠）を持つものはないのが現状です。

例えば、眼圧が正常域のまま進行する正常眼圧緑内障（Q15を参照）の発症・進行には、眼圧や加齢、酸化ストレス、血流低下、強度近視などのいくつもの要因が複合的に関与していると考えられています。つまり、緑内障はとても複雑な病気で、わかっていないことも多いのです。

悪化させないための方策として確実なことは、定期的に検診し、治療を続けることです。

もちろん、規則正しい食事と適度な運動、十分な睡眠を心がけることは、緑内障のためではなく、心と体の健康を維持するために必要です。

緑内障だからこうしなくてはならない、と神経質になりすぎないことが大切です。

（相原　一）

Q 103 スマホから出るブルーライトは目によくないと聞きますが、緑内障にはどうですか？

ブルーライトとは、目に見える光のうち最も波長が短い青色光のことで、スマートフォンやテレビの画面から発せられています。ブルーライトは強いエネルギーを持っていて、角膜（黒目の部分）や水晶体（目のレンズに当たる部分）で吸収されずに目の最も奥にある網膜まで達します。ブルーライトを浴びつづけると網膜の中心部にある黄斑《おうはん》が障害を受け、物がゆがんで見えたり視力が落ちたりする黄斑変性症を引き起こす危険があると指摘されています。また、疲れ目の原因になるともいわれます。

一方、緑内障とブルーライトの関係はわかっていないので、その点では、あまり心配しすぎる必要はないでしょう。

とはいえ、疲れ目などを防ぎたい場合は、ブルーライトをカットするフィルターや眼鏡を使用してみてはいかがでしょうか。

（平松　類）

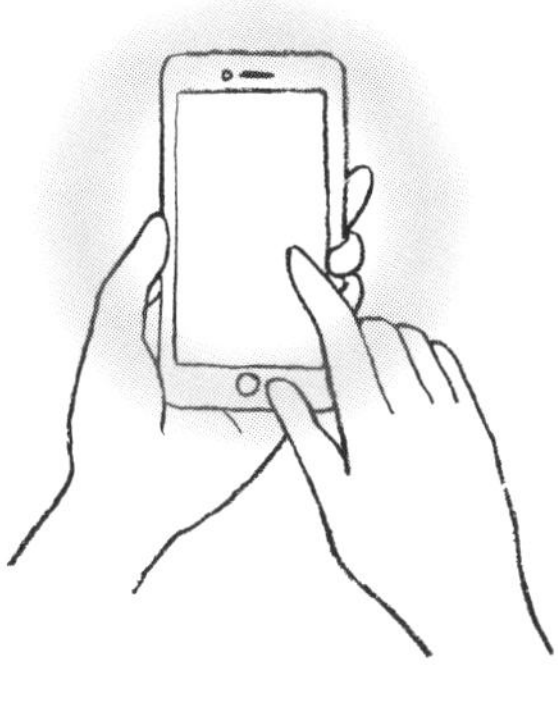

Q104 近視の人は緑内障になりやすいといいますが、防ぐにはどうすればいいですか？

近視の人、特に強度近視の人は、眼軸長（黒目部分の角膜から、目の最も奥にある網膜までの長さ）が長くて視神経が障害を受けやすく、緑内障になりやすいとされます。強度近視の人が緑内障を防ぐ方法は特にないのですが、強いていうなら、それ以上は近視が進みにくい生活をすることです。例えば、近距離で物を凝視しすぎない、物を見るときの明るさに注意する、スマートフォンやテレビなどを長時間見すぎないといったことです。

ところで、近視を矯正する方法としてよく知られているものにレーシック手術などがあります。私は、近視で緑内障の患者さんから「レーシック手術をして、よく見える目になれば緑内障の進行予防になりますか？」と聞かれることがあります。残念ながら、緑内障の進行は防げません。なぜならば、レーシック手術をしても、緑内障になりやすい目の形（眼軸長が長い、房水《ぼうすい》の排水口である隅角《ぐうかく》が狭いなど）が変わるわけではないからです。

（平松　類）

Q105 活性酸素は緑内障の原因にもなると聞きました。対策を教えてください。

私たちは呼吸で酸素を体内に取り入れていますが、そのうちの数%は活性酸素に変わるとされています。

活性酸素は攻撃力が強く、増えすぎると、正常な細胞や組織を傷つけるリスクがあります。そうした活性酸素が、緑内障の重大原因になる可能性があるとわかってきました。

というのも、眼圧が正常域にありながら視神経の障害が進む正常眼圧緑内障（Q15を参照）では、眼圧以外にも何かしらの危険因子が影響していると考えられるからです。その危険因子の一つに活性酸素があると推測されています。

活性酸素によって引き起こされる有害な作用を、「酸化ストレス」といいます。緑内障の重症度と酸化ストレスとの関係を調べた研究では、緑内障が進行している人ほど酸化ストレスが多い傾向が見られ、特に58歳以下の比較的若い緑内障の患者さんに、その傾向は強く現れていたという報告があります。

つまり、酸化ストレスを減らすことで緑内障の進行を遅くしたり、発症そのものを予防できたりする可能性が示唆されているわけです。

酸化ストレスを減らすとは、体内に活性酸素をできるだけ増やさないようにすることと、また、増えた活性酸素を消去することです。

そのためには、激しい運動や食べすぎ、精神的ストレス、紫外線、喫煙、睡眠不足などは、できるだけさけたほうがいいでしょう。

ビタミンA・C・E、野菜や果物に多い色素成分などは活性酸素を消去する抗酸化作用が強い成分ですので、これらを積極的にとることもおすすめです。

（平松　類）

酸化ストレスを減らす方法

✕ さけたいこと

- 激しい運動
- 食べすぎ
- 喫煙
- 睡眠不足
- 精神的ストレス
- 紫外線の浴びすぎ

○ とるべき栄養や食品

抗酸化作用が強い栄養成分を積極的にとる。

- ビタミンA・C・E
- 野菜、果物に多い色素成分

Q106 睡眠時無呼吸症候群の人は緑内障になりやすいとは本当ですか？

睡眠時無呼吸症候群の人は、そうでない人に比べて、緑内障になるリスクが2倍以上高いことが知られています。

睡眠時無呼吸症候群とは、睡眠中に呼吸が10秒以上続けて止まる無呼吸発作をくり返す病気です。日本には、睡眠時無呼吸症候群の人が３００万人以上いると推定されています。

これまで、どうして睡眠時無呼吸症候群の人は緑内障になりやすいのか、その理由として、無呼吸になると眼圧が上がるからではないかとの説がありましたが、はっきりとはわかっていませんでした。というのも、睡眠中の眼圧を持続的に測定することが技術的に難しかったからです。

ところが、最近になってコンタクトレンズ型眼圧計が日本でも発売されたので、私たちはこの眼圧計を用いて、睡眠中の眼圧を持続的に調べてみました。そのさい、睡眠の状態を観察するために、睡眠中の脳波や呼吸、筋電図、心電図、いびき、酸素飽和度も測定しました。

これらの測定結果をもとに、睡眠時無呼吸症候群で呼吸が止まっているときと、止まっていないときの眼圧を比べてみたのです。

その結果は、意外なものでした。通常、息を止めると胸腔《きょうくう》（肺や心臓などが入っている胸のスペース）内の圧力が上がり、一時的に眼圧も上がります。ところが、睡眠時無呼吸症候群で発作が起こったときは、空気の通り道である気道がふさがれ、息が吸い込めなくなるために、むしろ胸腔内の圧力が下がって、眼圧も下がることが明らかになったのです。

この結果から、私は、睡眠時無呼吸症候群で緑内障になりやすいのは眼圧が上がるからではなく、血液中の酸素が減り、網膜が低酸素状態になることで、視神経の障害が起こるからではないかと推測しています。

いずれにせよ、睡眠時無呼吸症候群を治療することは緑内障の予防に役立つ可能性があります。太っていると、舌の根もとやのどのまわりに脂肪がついて気道が狭くなることで、睡眠時無呼吸症候群が起こりやすくなります。肥満の人は、食事制限や運動で減量してください。耳鼻咽喉《いんこう》科などでマウスピースを作ってもらうのもいい方法です。

（新明康弘）

Q107 眼圧は1日のうちで変動しているとは本当ですか？ 生活で注意すべき点はありますか？

血圧・血糖値や心拍数が１日の中で変動（日内変動という）するように、眼圧もまた日内変動し、健康な人でも３～６㎜Hg程度の変動があります。血圧や心拍数などは日中に高まりますが、眼圧は一般的に、夜寝ているときのほうが高い傾向が見られます。

これまでの研究で、座った姿勢よりも寝た姿勢のほうが、眼圧が高くなるとわかっています。人は寝るときに横になるので、夜に眼圧が高くなるのは、寝るときの姿勢が大きくかかわっていると考えられます。

夜間、とりわけ寝ているときの眼圧の上昇を抑える方法として、枕の高さの調整があります（Ｑ１０８を参照）。

眼圧は一人ひとり違います。現在では、入院して眼圧の日内変動を測る方法や、自宅で１日の眼圧の変動をくわしく調べる測定器もあるので、気になる人は活用してみてください。（平松　類）

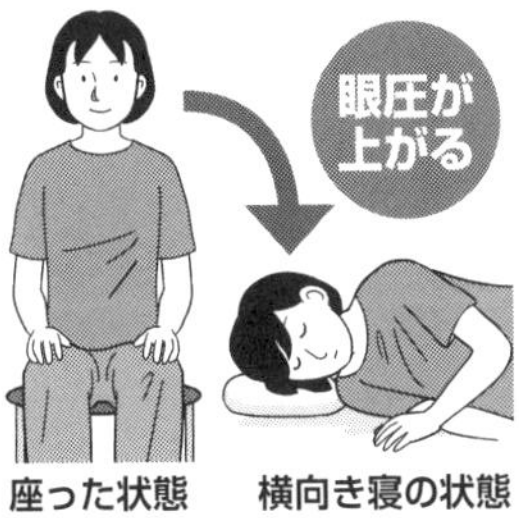

Q108 寝ているとき、枕を高くすると眼圧が上がりにくくなると聞きましたが、本当ですか？

米国で行われた研究では、頭部を床から約30度持ち上げて寝ると、緑内障の患者さんの約94％の眼圧が下がったという報告があります。

枕や座布団などを重ねて、頭部を持ち上げたり、上半身が起き上がるベッドで、上半身をやや起こした姿勢で寝ると、夜間の眼圧上昇を防ぐ一助になる可能性があります。

なお、うつぶせ寝はあおむけ寝よりも眼圧が上がりやすいとの報告があります。横向き寝の場合、上側の目の眼圧はあおむけ寝と大差はないのですが、下側の目の眼圧はあおむけ寝よりもやや上昇するとされています。横向き寝の習慣がある緑内障の人は、緑内障を患っている側の目を下にして寝ないほうがいいかもしれません。

とはいえ、眠る姿勢を気にしすぎて眠りが浅くなったりしたら、逆に健康を害しますす。あまり神経質にならないようにしましょう。

（平松　類）

Q 109
眼圧は、服装でも変動すると聞きました。服装の注意点があれば教えてください。

首を締めつけるネクタイなどをすると、眼圧を上げる可能性があると英国の研究者が指摘しています。

その理由は、首の血管が圧迫されて目の血流にまで悪影響が及ぶからではないかと推測されますが、実際のところ、くわしいことはまだわかっていません。

ネクタイで眼圧が上がるとすれば、首まわりがきついシャツなどを着ることも眼圧を上げる可能性があります。

また、血流を悪くするという点では、首まわりだけでなく、全身を締めつけるような伸縮性の強い服なども影響が少しはあるかもしれません。

とはいえ、体を締めつける服を四六時中、着つづけている人はいませんので、それほど気にする必要はないと思います。

（平松　類）

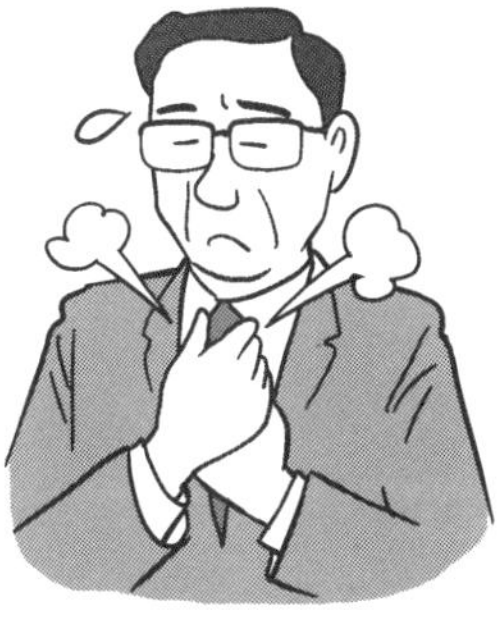

服装でも眼圧は上がる？

Q 110 果実のカシスが緑内障の対策に役立つ可能性があると聞きましたが、本当ですか？

カシスはブルーベリーやストロベリーなどと同じベリー類の仲間で、実にはアントシアニンという紫色のポリフェノール（苦みや色素の成分）が大量に含まれており、その量はブルーベリーの3倍以上ともいわれています。アントシアニンは攻撃力の強い活性酸素を消去する抗酸化作用が強いことで知られています。

私たちの体では、呼吸のさいに取り込んだ酸素の一部が活性酸素に変わります。活性酸素が体内に増えすぎると血管が老化し、全身の血流が悪化することがわかっています。血流の悪化により視神経に十分な栄養が行き渡らなくなると、視神経が障害され、緑内障の原因になるのではないかと推測されています。

そこで私は、カシスをとれば目の血流が増えて緑内障の進行を遅らせることができるのではないかと考え、カシスの効果を調べてみました。正常眼圧緑内障（Q15を参照）の患者さん30人（51～80歳）に、カシスから抽出したアントシアニンを1日50ミリグラム服用してもらい、目の最も奥にある網膜と視神経乳頭（視神経が眼球を出て脳へ向かう部位）の血流を測定しました。

その結果、6カ月後には血流量が平均して約2割も増えていたのです。

次いで、期間を2年間にして、初期から中期の正常眼圧緑内障の患者さん38人を対象に試験を行いました。試験では、カシスのアントシアニン50ミリグラムを毎日とる群（19人）と、プラセボ（偽食品）を毎日とる群（19人）に分け、視神経乳頭の血流の変化を調べました。

カシスのアントシアニンをとった群は、明らかに視神経乳頭の血流が増えて、視野については狭窄《きょうさく》（狭まること）の進行が抑えられ、プラセボ群は逆に狭窄が進んでいました。

もちろん、これらは少人数での研究結果ですので、誰にでも当てはまるわけではありません。カシスは緑内障対策に役立つ可能性がありますが、それ以上に眼科での治療が何よりも大切であることを忘れないでください。

（大黒　浩）

カシスの緑内障に対する研究

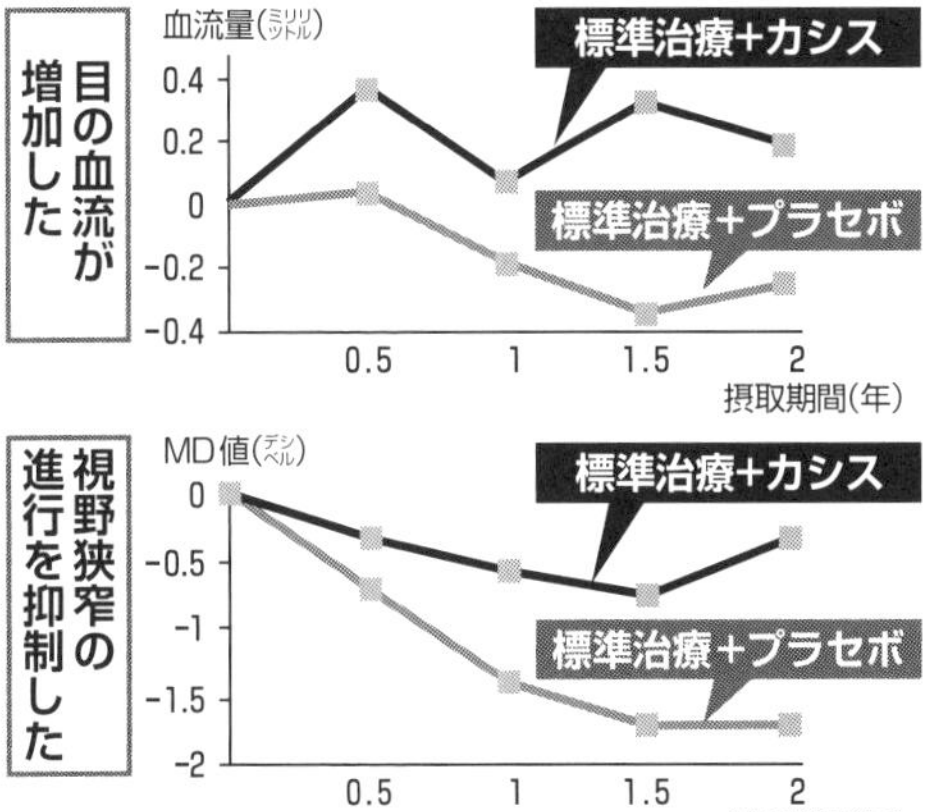

出典：Ophthalmologica 228 p26（2012）

Q 111 緑内障に効果のあるサプリメントはありますか？

緑内障に効果があるとわかっているサプリメントはありません。

サプリメントは今とても人気があり、みなさんの中には薬と同じように考えている人がいるかもしれませんが、あくまでも栄養補助食品なので、はっきり認められている効果はないのです。

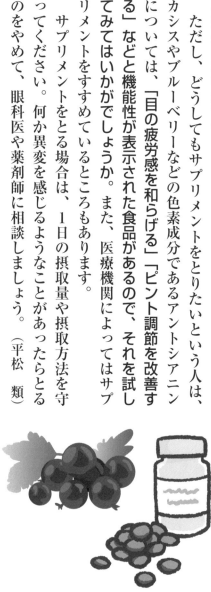

ただし、どうしてもサプリメントをとりたいという人は、カシスやブルーベリーなどの色素成分であるアントシアニンについては、**「目の疲労感を和らげる」「ピント調節を改善する」などと機能性が表示された食品があるので、それを試してみてはいかがでしょうか。**また、医療機関によってはサプリメントをすすめているところもあります。

サプリメントをとる場合は、１日の摂取量や摂取方法を守ってください。何か異変を感じるようなことがあったらとるのをやめて、眼科医や薬剤師に相談しましょう。（平松　類）

Q112 緑内障に効果があるマッサージ法などはありますか？

緑内障が明らかによくなるといったエビデンス（科学的根拠）があるマッサージ法はありません。しかし、診療していると、「少しでも自分自身ができることはありませんか？」と緑内障の患者さんから聞かれることがあります。**そこで私は〝目を温めること〟を指導しています。**

緑内障の点眼薬を使うと、レンズの役割をする角膜の表面が荒れがちです。それを守るのが、涙です。涙の成分は水と油ですが、実は別々の部位から分泌《ぶんぴつ》されており、油はまぶたの裏側から分泌されます。ところが、まぶたが冷えると油が固まって分泌量が減り、水分が蒸発して角膜（黒目の部分）がさらに荒れてしまうのです。

そこで効果的なのが、〝目を温めること〟です。温めて油が正常に分泌されれば、点眼薬の適切な効果が期待できます。また、疲れ目予防にも役立ちます。

さらに、温めることは目の血流アップにも有用です。血流がよくなれば、目でキャッチした情報を脳へと送る視神経に、酸素や栄養が行き届きやすくなり、緑内障の進

温めた手を目のまわりに当てよう

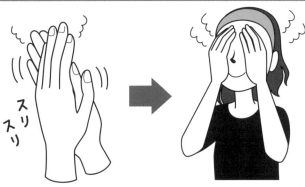

両手をこすって温める。

温まった手の平をカップ状にして、目のまわりに当てて、空気の力で温める。

行予防も期待できるのではないでしょうか。

私のおすすめは、手をこすって温め、カップ状にして目に当て、手のぬくもりで目を温めるという方法です。

準備するものは何もないので、いつでも、どこでもできるのでおすすめです。仕事や家事の合間、寝る前など、ちょっとした空き時間を利用してぜひ試してください。

また、スマートフォンやパソコンの画面をいつも凝視して目が疲れやすい人にもおすすめです。

ただし、緑内障の人は眼科で治療を受けつつ試すこと。治療を途中でやめることは絶対にしないでください。なお、アレルギーでまぶたの腫《は》れがひどい場合や、目の手術をした直後は行わないでください。

（平松　類）

Q 113 コーヒーや緑茶、お酒などは刺激が強い飲み物とされますが、緑内障の人は要注意ですか？

一説には、コーヒーや緑茶などに含まれるカフェインには眼圧を一時的に上げる可能性があるとされます。例えば、毎日５００ミリグラム以上のカフェインを摂取する群は、１２５ミリグラム未満の群に比べ、緑内障の発症リスクが高かったとの報告があります。

コーヒー1杯（150ミリリットル）に含まれるカフェイン量は60～90ミリグラムなので、1日1～2杯程度であれば、それほど気にする必要はありません。

お酒（アルコール）については、お酒そのものが眼圧を上げることはないとされていますが、多量のアルコールを長期間飲んでいると視神経に悪影響を与える可能性があります。お酒の飲みすぎは肝臓を傷めてさまざまな病気の原因になるので、節度ある飲酒量にとどめておきましょう。１日に、ビールならロング缶１本（５００ミリリットル）、日本酒なら１合（１８０ミリリットル）、ウイスキーならダブル１杯程度（60ミリリットル）以内が目安です。

（平松　類）

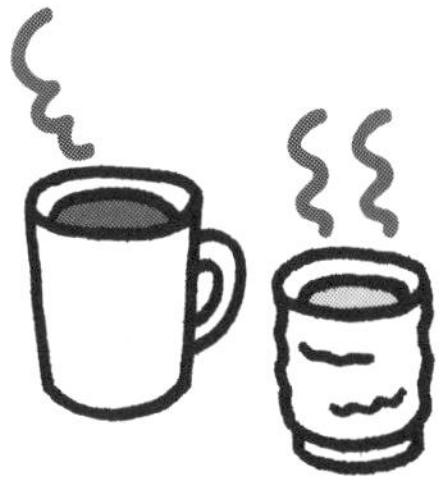

コーヒーや緑茶は適量なら気にする必要なし。

Q 114
ガムをかむと緑内障の進行予防に役立つ可能性があると聞きましたが、本当ですか？

ガムをかむと一時的に眼圧が下がるという報告はあります。

21～46歳の目の病気のない女性6人に、毎分80回のペースで20分間、ガムをかんでもらった結果、ガムをかむ前の平均眼圧が14・8㎜Hgだったのに対し、ガムをかんだあとは13・8㎜Hgに下がって、20分後もほぼ同じ値を保っていたというものです。

ただし、この研究では、緑内障の人を対象としておらず、かつ、その後に眼圧がどう変化したかは不明です。

あくまでも、そういう報告があるという程度に考えていただき、緑内障の人が眼圧を下げるためにあえてガムをかむという必要はありません。

（平松　類）

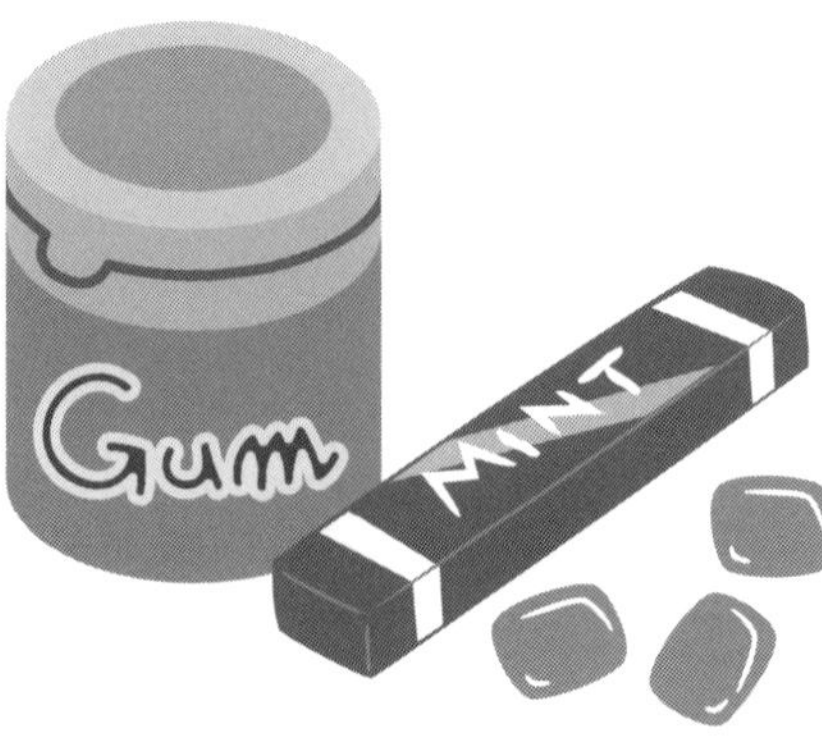

Q115 細身で低血圧の人は緑内障になりやすいそうですが、対策はありますか？

はっきりしたことはわかっていませんが、細身の人はもともと眼球が小さいため、房水《ぼうすい》の排水口である隅角《ぐうかく》が狭くなる傾向があります。また、血圧が低いと目の周囲の血流が悪く、房水の流れもよくない可能性があります。

では、逆に肥満や高血圧の人は緑内障のリスクがないかというと、そんなことはありません。

肥満は睡眠時無呼吸症候群の大きな原因となります。睡眠時無呼吸症候群の人は、緑内障になるリスクが明らかに高いことがわかっています（Q106を参照）。

また、高血圧により網膜の毛細血管が動脈硬化を起こし、血流低下を招いて視神経を傷める可能性があります。

とはいえ、緑内障対策のために低血圧や高血圧を改善させようとするのは意味がありません。全身の健康維持を目的に、改善させましょう。

（平松　類）

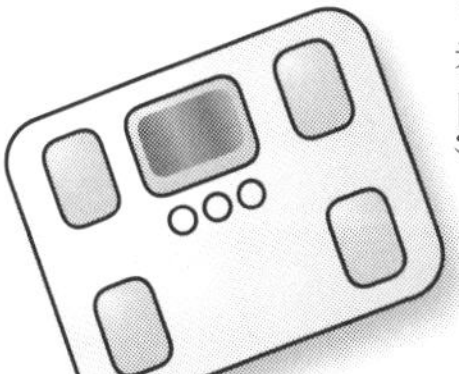

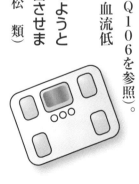

Q116 カロリー制限をすると緑内障の進行予防に役立つ可能性があると聞きました。本当ですか？

近年ではカロリー制限が長寿だけでなく、目から脳へと情報を送る視神経の保護に有効であることが報告されています。

そこで、私たちの研究室では、正常眼圧緑内障を引き起こすマウス（実験用の小型ネズミ）で、カロリー制限によって緑内障の進行を抑制できるかを検討しました。

このマウスでは生後５週齢から緑内障を発症するので、生後５週齢から２カ月間程度、１日おきの絶食（カロリー制限）を行いました。すると、カロリー制限を行ったマウスでは通常の食事をしていたマウスよりも、視神経の変性が抑えられ、見る機能も悪化しにくくなることがわかりました。つまり、緑内障の進行が抑えられたのです。

カロリー制限がなぜ効いたのかは、はっきりとはわかっていません。しかし、抗酸化作用（後述）が関係しているのではないかと思われます。

呼吸で体内に取り入れた酸素は、数％が活性酸素に変わります。活性酸素はとても攻撃力が強く、緑内障の重大原因の一つではないかといわれています（Ｑ１０５を参

1日おきの絶食による視機能の改善効果

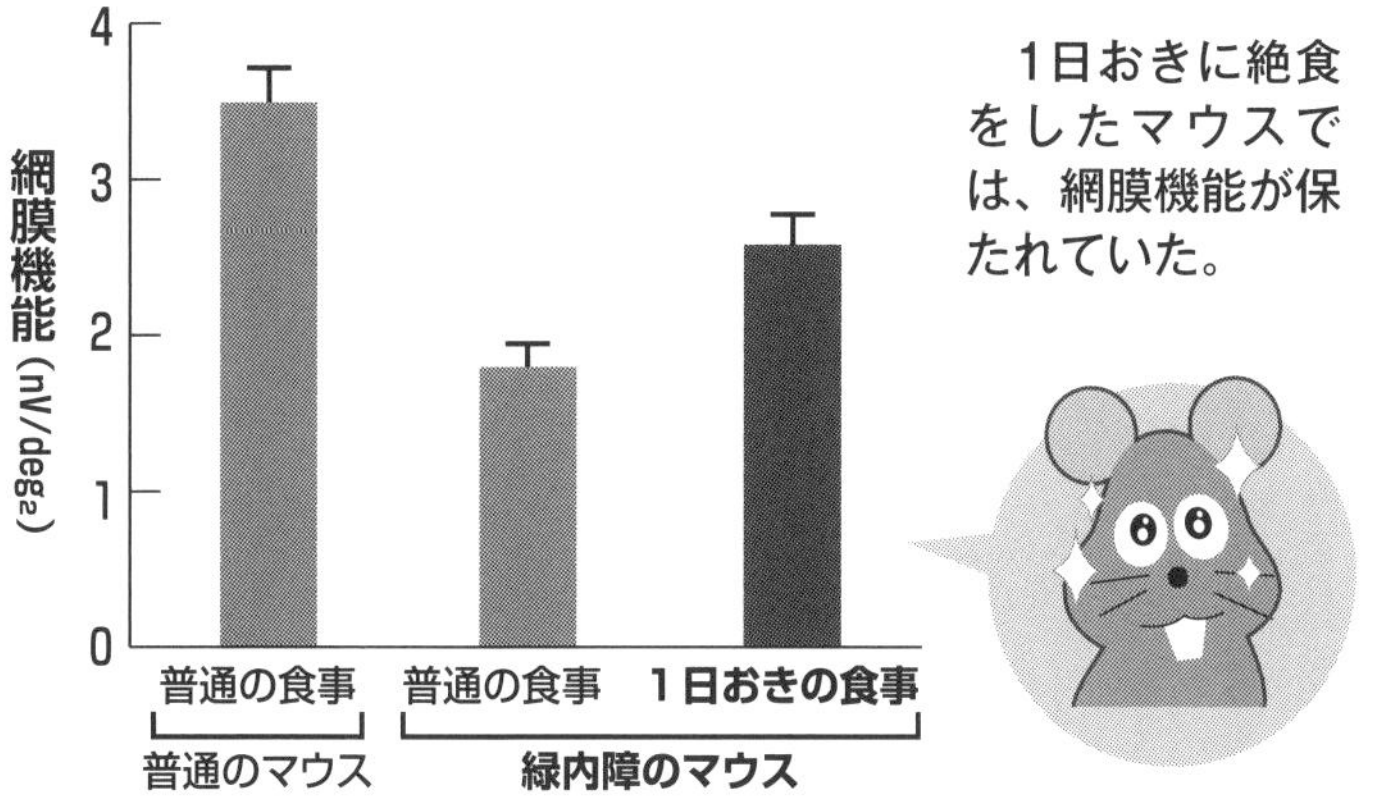

出典：東京都医学総合研究所 視覚病態プロジェクトHPより

照）。その活性酸素を消去する働きを抗酸化作用といいます。

空腹になるとケトン体という物質が肝臓で作られますが、ケトン体は抗酸化作用を持つ遺伝子を活性化することが知られています。

つまりは、カロリー制限によってケトン体が増えて抗酸化作用が強まり、緑内障の進行が抑えられたのではないでしょうか。

私たち人間が1日おきに絶食をするのは大変ですが、毎日の食事を腹八分めにするだけで、近い効果を得られる可能性があります。腹八分めとは、具体的には30％程度のカロリー制限になります。ただし、糖尿病や高血圧などの持病を抱えている人は、かかりつけ医に相談してから実行してください。

（原田高幸）

Q117 眼圧を下げるのに役立つ運動はありますか？

運動にはウォーキングやジョギングなど酸素を取り込みながら長時間続けて行える有酸素運動と、短距離走や重りを使った筋力トレーニングなど短時間に強い力を発揮する無酸素運動があります。

これまでのさまざまな研究から、有酸素運動は眼圧を下げる可能性があると示唆されています。

長続きする有酸素運動としては、いつでもどこでもできるウォーキングが最もおすすめです。背すじを伸ばして、まっすぐ前を向き、息が少し切れる程度の速さで、毎日20〜30分程度歩いてみてください。できれば、歩幅を少し広めにし、リズミカルに歩きましょう。

忙しくて時間が取れないという人は、通勤時に一つ手前の駅で降りて歩く、2〜3階の移動は階段を使う、といった工夫をするのもいいでしょう。

普段の生活の中に、上手に有酸素運動を取り入れることが長続きさせるポイントです。

（平松　類）

Q 118
ストレスが強いと緑内障が進みやすいと聞きました。本当ですか？

明確なエビデンス（科学的根拠）は少ないものの、ストレスと緑内障は関連がありそうです。

強いストレスを受けると、交感神経（自律神経の一つで心身の働きを活発にする神経）が活性化し、血管が収縮します。目の最も奥にある網膜の毛細血管も収縮するため、視神経に十分な栄養が供給されなくなり、視神経の障害が促される、つまり、緑内障の進行が進むのではないかと推測されます。

過度なストレスは、緑内障だけでなく、血圧を上げたり心拍数を増やしたりと、体全体に悪い影響を及ぼします。ストレスはできるかぎりさけたり、解消したりするように努めるべきでしょう。

ストレス解消のしかたは、趣味を楽しんだり、お風呂にゆっくり入ったりなど、自分の好きな方法でかまいません。ウォーキングなどの有酸素運動はストレス解消だけでなく、眼圧を下げる効果も期待できるのでおすすめです。

（平松　類）

Q119 緑内障の人がとったほうがいい栄養などはありますか？

緑内障に有効と認められた栄養はありません。ただし、さまざまな研究の中で私が「これはおもしろい」と思ったものを二つ紹介します。

一つは、緑内障の危険因子とされる「活性酸素」を消去する成分（抗酸化成分）を多く含む食品です。

例えば大豆やキノコ類に多く含まれているスペルミジンという物質は強い抗酸化作用があることがわかっています。

私たちの研究室で、緑内障を引き起こすマウス（実験用の小型ネズミ）にスペルミジンを加えた水を飲ませたところ、緑内障の進行が抑えられたことが確認されました。同様の実験を、視神経を傷つけたマウスで行うと、視神経の細胞死が抑えられていることが観察され、さらに、視神経の再生がわずかながら促されることもわかりました。

スペルミジンを多く含む食品としては納豆、チーズ、マッシュルームなどがありま

緑内障の人がとりたい食べ物

●強い抗酸化作用があるスペルミジンを多く含む食品

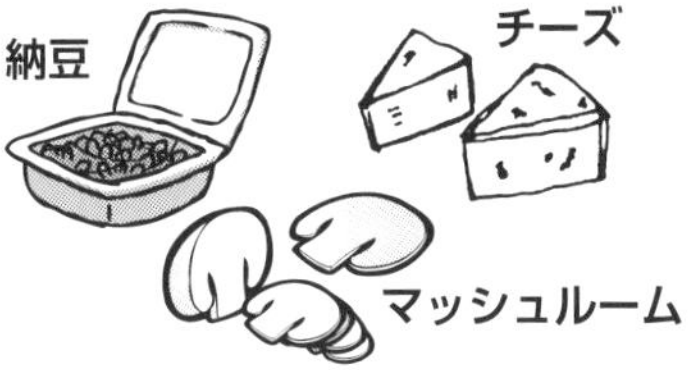
納豆
チーズ
マッシュルーム

●緑内障の予防効果が期待できる青菜類

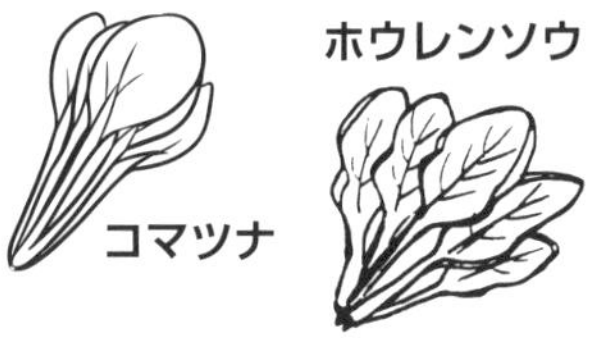
ホウレンソウ
コマツナ

す。納豆であれば1日に1パック、チーズの場合はスライスチーズ5枚程度食べるといいでしょう。

もう一つは、ホウレンソウやコマツナなどの青菜類を食べると緑内障の予防効果が期待できると、アメリカの大規模な調査で証明されています。青菜類に豊富に含まれている硝酸《しょうさん》を1日に240ミリグラムとった群は、80ミリグラムしかとっていない群に比べて、緑内障の発症を約20％抑えられていたそうです。

緑内障の原因の一つに血流量の低下が示唆されています。硝酸は一酸化窒素のもとになりますが、一酸化窒素には血管拡張作用があり、網膜や視神経における血流量を改善させた可能性があります。また、一酸化窒素の受容体を欠損させたマウスでは、眼圧の上昇が起きることから、硝酸の摂取は眼圧にも影響を与えているかもしれません。

ただし、食べすぎは禁物です。日常の食事の中で適度に取り入れることが大切です。

（原田高幸）

Q120 緑内障の人は車を運転しても大丈夫ですか？

法律的な基準でいうと、両目での視力が0・7以上、かつ片方の目の視力が0・3以上であれば、運転免許の取得・更新ができます。

緑内障の人は、一方の目に視野の狭まりがあっても、もう一方の目でカバーするので、中期ぐらいまでは視力をある程度保つことができます。また、法律的に基準を満たしている人に対して、医師から「これ以上は運転してはいけない」といえる線引きは現在ありません。

とはいえ、視野の上が欠けると信号を認識できませんし、視野の下が欠けると右折・左折時の歩行者や自転車を確認できないなど、事故を起こす危険が増します。実際、自動車事故を起こした高齢者が緑内障にかかっていた率（罹患率《りかん》）は、交通事故を起こしていない高齢者の3・6倍も高いという報告があります。ほかにも、両目の視野に異常があると自動車事故を起こす確率が2倍になるといった報告もあります。

運転をする場合は安全確認のさいに、目と頭を意識的に動かし、まわりをしっかり見ましょう。もし、緑内障の人で車をこすったり、同乗者などに運転について注意されたり、事故を起こしそうになったりした経験がある場合は、運転はできるかぎりさけてください。

（平松　類）

緑内障の人は車の運転に注意

緑内障でない人の見え方

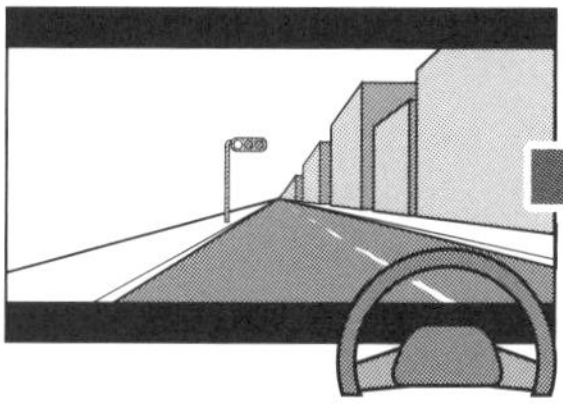

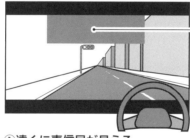

①遠くに青信号が見える。

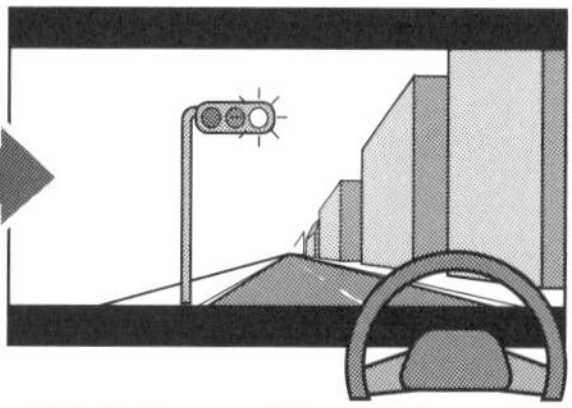

②近づくと信号は赤に変わっている。

緑内障で、上方の視野が欠けて狭まっている人の見え方

上方の視野が欠けて狭まっている人は、近づくと信号が見えなくなる。

信号は青だったと思い、赤に変わった信号に気がつかず、信号無視をしたり、事故を起こしたりするなどの可能性がある。

視野が欠けているところ

①遠くに青信号が見える。

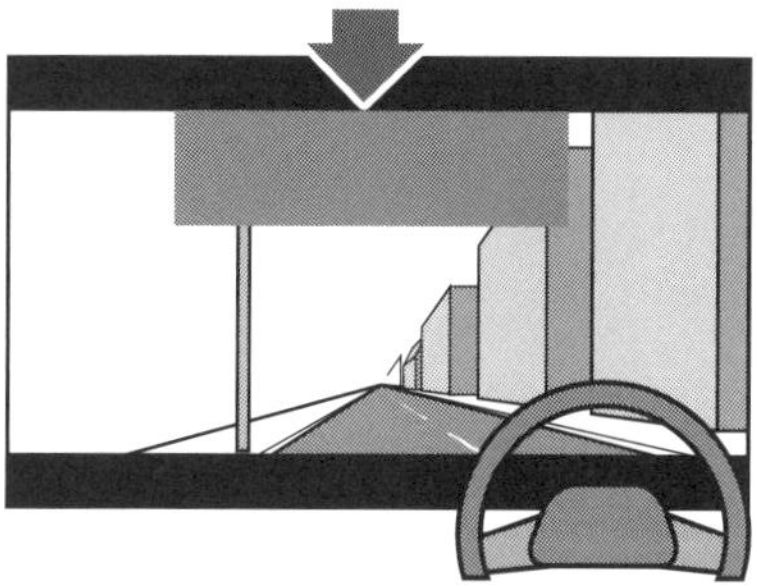

②近づいたとき、視野の欠けた部分と信号が重なり、信号が赤に変わっていることに気づかない。

Q121 水泳はしても大丈夫ですか？ゴーグルは必要ですか？

緑内障の人が水泳をすることは、問題ありません。

一方、ゴーグルは、着圧が高いタイプのものだと、眼圧を上げてしまう可能性があります。とはいえ、ゴーグルは長時間装着するものでもないので、心配しすぎないで大丈夫です。もしも気になる人は、着圧の低いタイプを選んでみてはいかがでしょうか。

水泳は、水の浮力作用が働くので体への重力負荷が少なく、足腰の筋力が衰えている高齢者や関節が痛くて歩けない人でも無理なく取り組める有酸素運動です。有酸素運動は眼圧を下げる可能性があるといわれていますし（Q117を参照）、緑内障の進行を促すとされるストレスの解消にもなります。

泳ぐのが苦手であれば、プール内を歩く水中ウォーキングでもいいでしょう。

なお、これまで運動習慣のない人や心臓病などの持病がある人は、かかりつけ医などに相談してから行うようにしてください。

（平松　類）

緑内障は定期検査・早期発見・早期治療が大切

検査で行われること

- **問診・視診**（Q45 を参照）
- **視力検査・屈折検査**
- **細隙灯顕微鏡検査**（Q46 を参照）
- **眼圧検査**（Q3・Q47 を参照）
- **隅角検査**（Q48 を参照）
- **眼底検査**（Q39・Q51 を参照）
  眼底写真・OCT 検査を含む
- **視野検査**（Q49 を参照）
- **その他の検査**

↓

検査所見の総合評価

↓

病型決定

- **開放隅角緑内障**（Q14 を参照）
- **正常眼圧緑内障**（Q15 を参照）
- **閉塞隅角緑内障**（Q14 を参照）
- **急性緑内障**（Q19 を参照）
- **小児緑内障**（Q21 を参照）
- **前視野緑内障**（Q52 を参照）　**など**

↓

緑内障性視神経障害所見・
緑内障性視野障害所見

↓

病期決定

緑内障による失明を防ぐためには、本文にもあるように定期検査・早期発見・早期治療が大切です。そして、最も重要なことは、みなさん自身が治療に積極的に参加して（Q 66 を参照）、眼圧をコントロールすること。本書での内容を参考に、治療を続けましょう。

フローチャートの出典：緑内障診療ガイドライン（第４版）を改編

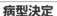

解説者紹介① ※掲載順

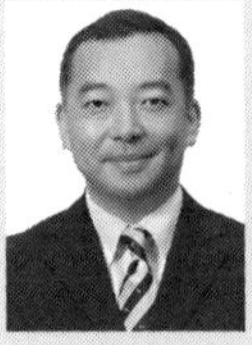

東京大学医学部
眼科学教室
教授

相原《あいはら》 一《まこと》先生

緑内障を専門とし、基礎研究から臨床・診断治療までの幅広い分野で、見る機能の維持のために日々患者さんと接している。日本緑内障学会理事長、日本眼科学会常務理事、日本眼科学会指導医。

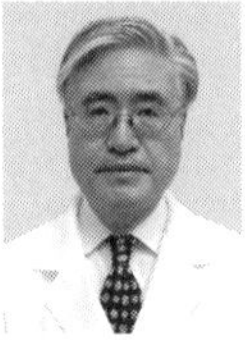

東邦大学医療センター
大橋病院眼科 前教授
医療法人社団済安堂
井上眼科病院 顧問

富《とみ》田《た》剛《ごう》司《じ》先生

専門は緑内障。正常眼圧緑内障の診断と治療の第一人者で、患者さんにも親しまれている。日本緑内障学会評議員、日本眼科学会監事、日本眼科学会指導医、日本眼科学会専門医、日本視野画像学会名誉会員。

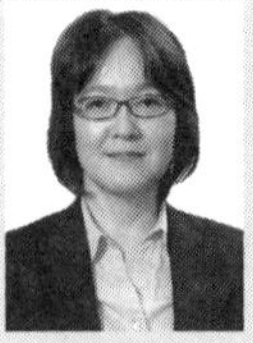

東邦大学医療センター
大橋病院眼科
准教授

石《いし》田《だ》恭《きょう》子《こ》先生

専門は緑内障。薬物療法、レーザー治療、手術治療を幅広く行う。インプラント治療を含む緑内障手術のスペシャリスト。日本緑内障学会評議員、日本眼科学会指導医、日本眼科学会専門医。

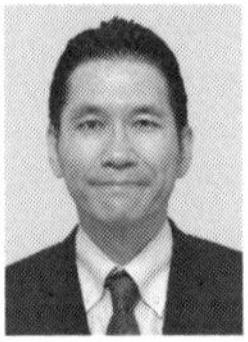

東中野
とみどころ眼科
院長

富所《とみどころ》敦《あつ》男《お》先生

東京大学医学部附属病院眼科で専任講師として緑内障診療を担当し、のちに開院。患者さんに満足度の高い診療を提供。日本緑内障学会須田賞など受賞歴多数。日本緑内障学会評議員、日本眼科学会専門医。

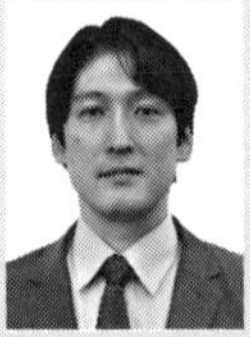

日本医科大学
眼科学教室
講師

中元《なかもと》兼《けん》二《じ》先生

眼圧変動が専門。患者さんの悩みに寄り添い、受診しやすい雰囲気の中で質の高い緑内障の診断・治療を行っている。日本緑内障学会評議員、日本眼科学会指導医、日本眼科学会専門医。

解説者紹介②　※掲載順

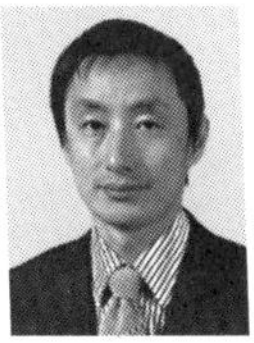

慶應義塾大学医学部
眼科学教室
助教

芝《しば》 大介《だいすけ》先生

専門は緑内障。患者さん1人ひとりの症状に合わせた的確な治療で定評がある。大阪厚生年金病院緑内障フェローなどを経て、2006年より現職。日本緑内障学会評議員、日本眼科学会専門医。

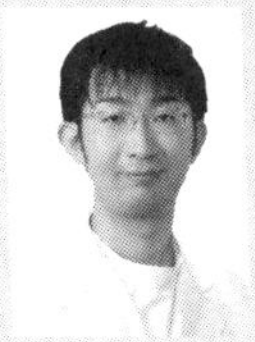

昭和大学
兼任講師
二本松眼科病院
副院長

平松《ひらまつ》 類《るい》先生

延べ10万人以上の高齢者を診察、手術治療から生活指導まで行う。MIGSやバルベルトインプラント手術を得意とし、テレビなどメディアでも活躍中。緑内障手術トラベクトーム指導医。日本眼科学会専門医。

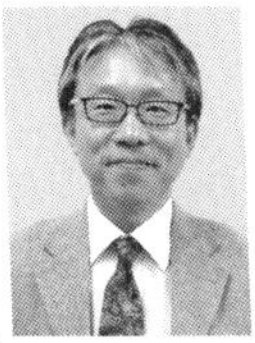

北海道大学大学院
医学研究院
眼科学教室
診療講師

新明康弘《しんめいやすひろ》先生

緑内障・神経眼科を専門とし、年間100件以上の緑内障手術を行う。同大学病院で神経眼科チーフを20年務める視神経疾患のスペシャリストでもある。日本眼科学会指導医、日本眼科学会専門医。

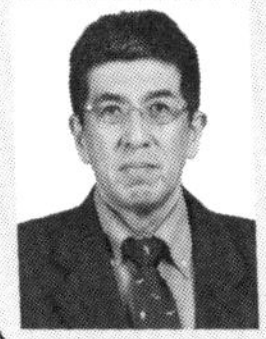

札幌医科大学
眼科学講座
教授

大黒《おおぐろ》 浩《ひろし》先生

研究テーマは網膜変性症と緑内障の病態及び治療。カシスの緑内障への予防効果を日本で初めて報告。ロート賞（1997年）、第9回弘前大学医学部学術特別賞金賞（2004年）を受賞。日本眼科学会専門医。

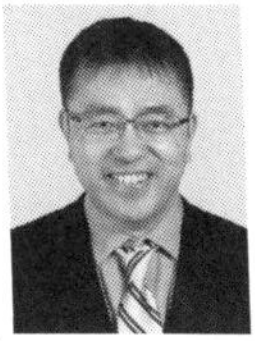

東京都医学総合研究所
視覚病態プロジェクト
プロジェクトリーダー

原田《はらだ》高幸《たかゆき》先生

緑内障の疾患モデルの確立や、神経保護と視神経再生による新しい治療法の開発をめざして、基礎研究と臨床に日々邁進している。徳島大学大学院医歯薬学研究部眼科学分野客員教授。日本眼科学会専門医。

緑内障
眼科の名医10人が教える
最高の克服法大全

2020年7月21日　第1刷発行
2022年6月29日　第4刷発行

編集人　田代恵介
シリーズ統括　石井弘行　飯塚晃敏
編　集　わかさ出版
編集協力　有限会社オーエムツー／荻 和子　梅沢和子
装　丁　下村成子（ヴィンセント）
DTP　澤口七穂子
イラスト　デザイン春秋会　前田達彦　萱 登祥　魚住理恵子
発行人　山本周嗣
発行所　株式会社文響社
〒105-0001　東京都港区虎ノ門2丁目2－5
ホームページ　https://bunkyosha.com
お問い合わせ　info@bunkyosha.com
印刷・製本　中央精版印刷株式会社

ISBN 978-4-86651-275-4

本書は専門家の監修のもと安全性に配慮して編集していますが、本書の内容を実践して万が一体調が悪化する場合は、すぐに中止して医師にご相談ください。また、疾患の状態には個人差があり、本書の内容がすべての人に当てはまるわけではないことをご承知おきのうえご覧ください。